KB273126

뇌부터 정력까지 노화와 이별하는 법

AI보다 정확하게
노화 늦추는 법 알기

AGELESS VITALITY

내과 전문의 **조왕기** 지음

뇌부터
정력까지
노화와
이별하는 법

AI보다 정확하게
노화 늦추는 법 알기

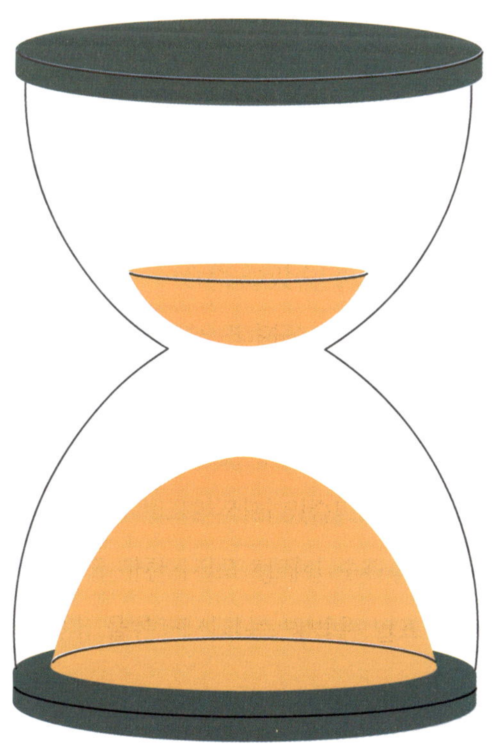

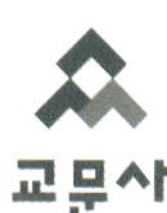

교문사

› 높은 절벽을 올라가는 방법에는 두 가지가 있습니다.

첫째는 이미 여러 번 올라가 본 사람이 알려 주는 방법을 그대로 따라가는 것입니다. 이 방법의 장점은 비교적 안전하고 실패할 확률이 적다는 데 있습니다.

둘째는 절벽 위에 서서 "이리로 올라오라"고 손짓하는 사람을 바라보며 스스로 길을 찾아 올라가는 방법입니다. 이 방법은 과정이 힘들지만, 모든 것을 직접 터득하기 때문에 자신만의 노하우가 생긴다는 장점이 있습니다.

만약 선택의 방법이 하나로 제한되지 않는다면, 두 가지 방식의 장점을 모두 취하는 것이 가장 바람직할 것입니다.

첫 번째 방법은 흔히 서양 스타일이라 할 수 있습니다. 논리적이고 체계적이며, 배우는 사람의 수준에 맞춰 속도와 강도를 조절합니다.

두 번째 방법은 동양 스타일에 가깝습니다. 이미 내가 터득했으니 방법은 분명히 존재하며, 배우는 사람은 스스로 노력해 그 뜻을 이어가야 한다는 방식입니다.

이 두 가지 방법은 어느 하나가 더 옳고 그름을 떠나, 인류의 역사를 발전시켜 온 길이었습니다. 각각의 장점을 취해 서로 잘 융합한다면, 진행 과정에서의 오류를 줄이고 목적지에 도달하는 시간도 단축할 수 있을 것입니다.

특히 예전과 같은 건강 상태가 아니라면, 가능한 한 빠르게 회복하여 행복한 일상을 누리는 방법을 아는 것이 중요합니다.

이 책은 서양과 동양을 아우르는 구체적인 방법을 제시합니다. 이 방법들이 독자 여러분을 건강한 일상으로 인도하기를 바랍니다.

2026년 1월

저자 **조왕기**

> 이 책은, 그동안 베일에 싸여 있던 젊음과 정력을 되찾는 구체적인 방법에 대해 의학 교과서 내용을 근거로 알려드립니다. 또한 결과에 도달하는 중간 진행 과정에 대해서도 자세하게 설명을 적었습니다.

책 내용 중 일부분은 우리 모두에게 보편적이고 지극히 정상적 행위이기는 하지만 일반적인 사회 도덕관념의 기준으로 보면, 겉으로 드러내 놓고 상대방과 편히 대화를 나누기에는 다소 마음에 부담이 될 수 있는 부분이 있습니다. 그래서 이러한 부분에 대해 의학적 근거를 바탕으로 설명을 하여 사람들이 잘못 알고 있던 부분을 바로잡고, 한 걸음 더 나아가 이 방법을 이용하여 우리의 건강을 되찾고 거기에 더해 건강 증진 효과까지 얻을 수 있도록 설명하였습니다.

누군가 '성'과 관련된 내용을 주제로 상대방에게 대화를 나누자고 제안한다면 대화 상대자가 부담스러워할 것입니다. 옆에서 보거나 듣는 사람이 있다면 저 사람들 이상하다고 느낄 것이며, 정상적인 사람으로 보지 않을 것입니다. 정상적인 사람이라면 성에 관해 이야기할 때 누구나 부담을 느끼게 됩니다. 왜 그럴까요? 성 문제는 가르쳐 주지 않아도 알게 되는 본능이며 우리의 존재 수단입니다. 그런데 사람들은 누구나 예외 없이 성에 관련된 것에 대해서 바깥으로 드러내기를 불편해하고 점잖지 못하다고 생각합니다. 제1장에서 왜 그런지 그 이유와 과정에 대해 조금 더 자세하게 알아보고, 잘못 알려진 사실에 대해 의학적인 관점에서 살펴보며, 건강에 도움이 되는 방향을 확실하게 설명드리려고 합니다. 근거는, 의과대학 학생이 공부하고 의사가 되어서 환자를 진료할 때 참고하는 내과 교과서에 실린 내용을 근거로 하며, '성과 관련된 부분'이 과연 우리의 건강에 어떤 영향을 미치는지를, 의학적인 접근을 통해서 그 근거와 메커니즘을 쉽게 풀어서 설명하여 이해를 도왔습니다. 성과 관련된 부분은 외설적으로 느끼거나 부끄러워할 부분이 아니며, 오히려 내 건강을 지키기 위해 잘 알아보고 이해해서 완전히 내 것으로 만들어야 하는 부분입니다.

　아주 오래전, 인류의 문명이 발전하고 문자를 사용하기 시작하면서 사람들은 본인의 생각을 글로 기록하거나 보존하여 남과 공유함으로써, 유익한 부분은 시대를 초월해 서로 나누어 도움이 되도록 하고, 해로운 것은 피해 갈 수 있도록 하였습니다. 그러나 오랜 세월을 거치면서 '뜻이 왜곡되고 잘못 전달된 사실들'이 마치 올바른 것인 양 사람들의 인식 속에 자리를 잡은 경우들도 많습니다. 이런 잘못 전달된 사실들에 대해 알고 있던 선각자들은, 이를 바로잡아 사람들에게 진실을 알리기 위해 오랜 세월에 걸쳐 다양한 방법을 통해 노력해 왔습니다. 그중에는 우리의 건강과 직결되는 것들이 있습니다. 이 책에서는 선각자들이 우리에게 알려 주고 싶어 했던 '건강에 관련된 메시지'가 무엇인지 알아보고, 올바른 '건강 증진 방법'도 자세하게 다룰 예정입니다. 이 책에서 밝힌 내용의 의미를 잘 이해하고 실행한다면 이제까지 그 누구도 극복하지 못했던 본인의 건강 증진 부분에 대해 큰 효과를 볼 수 있을 것입니다.

이 책의 제일 큰 장점은, '내 건강이 좋아지는 비결'을 배우기 위해 다른 사람에게 강습료를 낼 필요가 없으며 배우는 동안 내 돈을 한 푼도 쓰지 않아도 되고, 일부러 시간을 내서 남에게 배우지 않아도 된다는 점입니다. 이 책을 통해서 본인의 노력에 따라 자신이 원하는 만큼의 결과를 얻을 수 있습니다. 이 내용은 간단하지만 특별한 방법이며, 이 책에서 인용하는 의학 교과서와 관련된 내용은 의학적으로 그 기전과 이유가 밝혀진 만큼 과학적으로 증명된 안전한 방법입니다. 책 내용은 독자들이 쉽게 이해할 수 있도록 진행 과정을 설명하고 중간중간 그림을 넣어서 이해를 돕고자 하였습니다.

'젊음과 정력을 되찾는 방법'은,
1. 좁은 의미에서는 / '젊어지고 성 능력도 좋게 해 주는 방법'입니다.
2. 넓은 의미에서는 / 남녀노소 구분 없이 본인의 건강에 약해진 부분이 있을 때 이 방법을 이용하면 원래의 건강한 상태로 되돌려 주는 효과가 있습니다.

'회춘과 정력 강화 훈련법'은, 그와 관련된 신경 섬유를 활성화하는 방법입니다. 이에 대한 의학적 근거와 진행 과정은 다음과 같습니다.

"정력과 몸속 내장 기관은 동일한 신경 섬유의 지배를 받는다."

이 하나의 문장이 이 책의 모든 것을 집약하여 나타낸다고 할 수 있습니다.

몸속에 있는 각각의 장기는 우리의 의지와 관계없이 태어날 때부터 이미 만들어진 프로그램을 바탕으로 정해진 규칙에 따라 자율적으로 움직이며, 이 부분을 내 의지대로 조절하거나 바꿀 수는 없습니다. 이 신경 섬유를 '자율 신경'이라고 부릅니다. '자율 신경'의 뜻을 보면 '정해진 규칙에 따라 자기 스스로 작동하는 신경'이라는 의미입니다. 몸 안팎에서 다양하게 변하는 상황에 맞게 몸의 균형을 잡기 위한 작용을 하며, 서로 다른 역할을 하는 한 쌍으로 구성됩니다. 그중 하나는 몸속 내장 기관의 운동을 주로 담당하는데, 이를 '부교감 신경'이라고 부릅니다. 그런데 부교감 신경의 지배를 받는 대부분의 내장 기관 외에, 몸 밖에 있으나 몸속 부교감 신경의 지배를 받는 곳이 한 군데 있습니다. 그건 바로, 남녀의 성기입니다.

배 밖에 나와 있으나 뱃속의 신경 지배를 받는 것을 사람으로 비유하자면, 같은 부모 사이에서 태어났지만 직장을 먼 곳에 얻어서 출장 나와 사는 자식이라고 생각하면 됩니다. 성기는 몸속 심장, 폐, 위, 소장, 대장 등 소화 기관만큼 중요하기 때문에 본능적으로 이 부위를 보호하고자 항상 사람들은 무엇인가로 감싸고 있습니다. 또한 몸 밖에 있는 일반 근육들과는 달리, 이들을 구성하는 근섬유를 강화하는 방법은 생각도 못할 뿐 아니라, '타고난 상태나 기능을 유지하는 것'만으로도 만족하며 살아갑니다. 그중 일부 아니, 거의 모든 사람은 점점 약해져 가는 본인의 정력을 아쉬

워하며 성기능의 유지 또는 증강의 바람을 갖고 살아가게 됩니다. 속으로는, 혹시 정력을 좋게 하는 방법은 없을지 여기저기 다양한 매체를 통해서 전해지는 관련 정보에 귀를 열어 놓고 살아가는 게 일반적인 사람들의 마음일 것입니다.

사람들이 절실하게 원하는 이 부분, 즉 '성과 관련된 건강 증진 방법'에 대해 현대인과 마찬가지로 고민하며, 그 해결책을 찾기 위해 다양한 방법을 시도해 보았을 것입니다. 오랜 세월 수많은 시행 착오를 거쳐 결국 건강 회복과 성 능력을 좋게 해 주는 방법을 알게 된 선각자들은, '정확한 진실'을 알려 주려고 여러 가지 전달 방법을 찾게 됩니다. 그중 하나의 방법으로, 말(언어)을 통해 전달해 보았으나 이를 듣고 받아들이는 사람의 수준 차이로 인해서 전달하고자 하는 사람의 의도대로 되지 않았고, 또 다른 부류의 선각자들은 책을 통해서 글로 전달해 보았으나 이 또한, 해석하는 사람의 수준 차이에 따라 답이 달라졌습니다. 일부에서는 자기만 그 방법을 알고 싶어서 다른 사람이 알지 못하도록 '진실'을 감추고 갖가지 모순으로 덮고 또 덮어 쉽게 접근하지 못하도록 하였습니다. 함부로 건드리면 위험할 수 있다는 의미로 토를 달고 해석해 놓기도 하였습니다. 그러나 진실은 가려질 수 없으며, 언젠가는 알려지게 마련입니다. 올바른 뜻을 가진 선각자들은 말과 글을 통해 뜻한 바를 후세대에 전달하려 했으나 뜻대로 되지 않으니 알려줄 방법을 완전히 바꾸게 됩니다. 자동차가 오던 길을 되돌아 유턴하듯, 그동안 추구했던 방법을 모두 버리고 과감하게 다른 방법을 찾기에 이릅니다. 즉, 말과 글을 통하지 않고 가르쳐 줄 수 있는 방법을 찾게 된 것입니다. 지위나 신분, 남녀노소, 학식과 관계없이 누구나 출입이 가능한 사원 안이나 땅 위에 커다란 건물을 짓고 다양한 모양의 석상들을 만들어 세워 놓았습니다. 말로 전달하지 않아도, 다른 사람에게 전해 듣지 않아도, 그냥 석상들을 쳐다보기만 하면 사람의 '건강과 불로장생에 대한 진실'이 사람들에게 전달될 수 있을 것으로 생각했기에, 당시 선각자들은 오랜 세월 동안 공을 들여서 석상들을 정성껏 세웠습니다. 서로 간에 뜻을 전달하는 방법으로 채택했던 '말과 글'에서 탈피하여 스스로 보고 혼자 배울 수 있는 '석상'이라는 방법을 택했던 것입니다. 단지, 그 석상들이 전하고자 하는 깊은 뜻을 우리가 이해하지 못하고 오랜 세월을 그냥 그렇게 지내 왔을 뿐입니다. 세계 도처의 훌륭한 석상 중 일부는, 현재 세계 문화유산으로 지정되어 온전한 모습으로 형태가 잘 보존된 채 남아 있습니다. 이 책 제1장 내용을 읽어 보면, 이와 관련된 흥미로운 사실들을 알게 됩니다. 그런데 우리는 선각자들이 만든 이런 파격적인 형상에 대해 놀라고 신기해하면서도 왜 그래야만 했는지 그 이유에 대해 잘 알지 못합니다. 더욱 흥미로운 사실은 1,000년 넘게 자리를 보존하고 서 있는 석상을 우리가 바라보면서, "당시 사람들이 왜 저런 형상을 만들었는지, 꼭 이렇게밖에 표현할 수 없었는지, 지금 봐도 파격적으로 느껴지는 형상을 왜 적나라한 모습 그대로 만들었는지" 그 이유에 대해서는 크게 궁금해하지 않는다는 사실입니다. 단지 신기해하고 의아하게 생각할 뿐입니다. 아주 일부의 사람들은 선조들이 만들어 놓은, 세계 문화유산으로 지정되어 보존되고 있는 형상물에 대해 비판을 하기도 합니다. 일반 사람들을 올바른 가르침으로 이끌어야 하는 종교인이자 선각자 신분의 사람들이 저속한 형상을 왜 만들었는지 그 이유에 대해서 궁금해합니다. 그러나 조금 더 깊은 관심을 가지고 접근을 하면 석상이 왜 그런 형상으로 만들어졌는지에 대한 답을 얻을 수 있을 뿐 아니라, 보통 사람들이 이전에 알지 못했던 매우 놀라운 진실과 함께, 우리가 간절히 바라는 문제 즉 건강 증진과 회춘에 관련된 중요한 정보를 얻을 수 있습니다. 이러한 정보는 우리에게 주어진 엄청난 선물입니다.

제1장에 나오는 내용 중 카주라호 석상에 관한 부분을 읽고 난 후 '왜 저런 석상들을 만들었을까? 무엇인가 우리에게 전달하려는 메시지가 있는 것 같은데 그건 뭘까? 혹시 인간의 육체적·정신적 건강과 '성'은 서로 관련이 있는 건 아닐까?'라는 막연한 생각이 들 수 있습니다.

성 문제와 내 건강에 관한 문제에 대해서는 현대인이라면 누구나 관심을 가지게 됩니다. 인간의 구조상, 옛날에 농사짓고 사냥하던 사람들과 비교해서 현대인들은 움직임이 상대적으로 줄고, 인체에서 사용 빈도가 적은 장기는 기능이 떨어지게 됩니다. 결정적인 원인은 정신적 스트레스가 날로 증가하기 때문입니다. 비록 옛날 선조들만큼 현대인들이 육체적 움직임을 활발히 할 수 있는 조건은 안 되지만 내 조건에 맞춰 실행할 수 있는, 건강 증진 효과가 증명된 다양한 방법들이 있습니다. 누구나 아는 대표적인 방법은 운동 요법과 식이 요법입니다. 운동 요법은 세분하여 육체적 운동법과 정신을 안정시키는 방법이 있으며 이들은 오랜 세월에 걸쳐 꾸준히 시행되어 온, 과학적으로 증명된 방법들입니다. 또 하나의 건강 유지 또는 증진 방법으로는 식이 요법이 있습니다. 내 조건에 맞게 식단을 조절하고 균형을 맞춰 식사하는 방법입니다. 식이 요법과 병용하는 보조적 방법으로 건강 보조 식품이나 비타민 복용법이 있습니다. 이는 몸의 건강을 유지하기 위한 또 하나의 증명된 방법에 속합니다.

이 책에서는 위에 언급한 운동 요법, 식이 요법 이외의 건강 증진 및 치료 효과까지 볼 수 있는 수준의 직접적인 방법을 알려드리고자 합니다. 이 건강법은 이전에 어디에서도 언급된 바 없는, 우리가 그동안 알고 있던 방법과 전혀 다른 기전을 가진 '직접적인 건강 회복법'입니다. 이 방법은 '성(性) 관련 방식'을 포함하며, 의학 이론을 바탕으로 하고 있어 효과가 매우 좋습니다. 즉, 성과 관련된 몸의 장기를 통해서 약해진 정력을 회복시키는 방법이며 정력이 향상된 이후에는 기대하지 못했던 정신적·육체적인 부분까지 향상시키는 획기적인 방법입니다.

여기서, 짚고 넘어가야 할 부분이 있습니다. 성과 관련이 있다고 해서 남녀 간의 성 접촉을 말하는 것은 절대 아닙니다. 이 방법은 정서적 또는 사회적으로 문제를 일으키지 않으며 기존 질서를 무너뜨리는 등의 도덕적 문제가 생길 일은 없습니다. 현재 우리가 지키고 있는 규범과 질서를 전혀 벗어나지 않습니다. 실행 방법은 의학 이론을 근거로 하기 때문에 몸에 대한 안정성이 보장됩니다. 건강을 되찾는 방법에 대해서도 무엇을 근거로 하는지, 어떠한 과정을 거쳐 진행되는지 설명을 기재하였으며, 이와 관련된 문제에 대해서도 의학적인 과정과 내용을 쉽게 이해할 수 있도록 알려드립니다. 이어지는 각론에서는 정력이 좋아지는 방법을 단계적으로 알려드리며 과정이 진행되는 이론적 근거는 무엇인지 소개하고, 진행 과정을 의학적인 측면에서 설명하고 보충 그림을 통해 이해하기 쉽게 설명합니다.

다음으로 호문쿨루스(Homunculus, 사람의 육체와 뇌 움직임은 상호 관계가 있음을 연구한 현대 의학 전공 캐나다 의사의 뇌 과학 이론)와 뇌의 관련성(몸과 뇌의 역학 관계를 증명한 이론)에 대해 자세히 설명합니다. 이 이론을 이해하면, 원하는 뇌 부위 기능을 향상시킬 수 있습니다. 기억력 감퇴 및 퇴행성 뇌 병변 등의 뇌 기능 향상을 기대할 수 있습니다. 호문쿨루스 이론이란, 인간의 움직임과 감각 반응이 뇌에서 어떻게 반응하는지 설명하는 현대 의학, 특히 뇌 과학 분야에서 관심이 있는 이론입니다. 이를 이해하면 뇌의 기능을 한 단계 향상시킬 수 있습니다. 또한 사람은 감정과 이성을 갖춘 생명체입니다. 둘의 조합에 의해 성격이 정해지고 그에 따라 몸속 장기의 기능도 바뀌게 됩니다. 태어나서 죽을 때까지 사람의 뇌는 계속 변화합니다. 그 변화가 반복되면 뇌에 새로운 길이 생깁니다. 변화에 의해 만들어진 도로는 숙련도에 따라 점점 발전하게 되고, 새로 기능이 추가되어 더 넓은 전용 도로가 생깁니다. 이를 뇌의 '가소성'이라고 합니다. 이처럼 '전용 도로를 내는 방법'을 알게 되면 비로소 그 사람은 감정과 이성을 적절히 섞어 스스로의 앞길을 열 수 있으며, 잘 포장된 길을 달릴 수 있습니다. 정신이 안정되고 불균형으로 깨진 육체적 건강이 회복됩니다. 이 책에서는, '정신과 육체로 불리는 두 바퀴 자전거'를 타는 요령과 잘 포장된 도로를 달리는 법을 알려줌으로써 육체적 회춘과 정신적 안정을 이루게 할 것입니다. 자전거와 뇌의 관계를 조금 더 설명드리면 다음과 같습니다.

자전거의 앞뒤 바퀴 속도와 강약 조절은, 자전거를 타고 있는 사람의 목적과 의지에 따라 결정되며 그 힘은 페달과 체인을 통해서 전달됩니다. 밟은 페달의 힘이 체인을 통해 앞뒷바퀴로 전달되고 비로소 자전거는 움직입니다. 새로 산 자전거가 나에게 익숙해지려면 일정한 시간이 필요합니다. 사람의 경우도 다르지 않습니다. 사람은 기계와 달리 좀 더 과학적이고 합리적인 접근법, 즉 의학적으로 증명된 방법을 이용할 수 있습니다. 반복적인 행동을 해서 뇌가 자동 반응을 하게 만듭니다. 이후에는 성질이 서로 다른, '감정과 이성'이라는 연못에 '물길'을 만들어 서로 소통하고 견제할 길을 만들어 줍니다. '감정과 이성의 연못'은 뇌 과학적으로 증명된 것입니다. 두 곳은, 연결되는 길을 통해서 서로 높낮이를 조절해 넘치지 않습니다. 이 길은 사람에게는 이미 만들어져 있는데, 사용하지 않아서 풀에 덮여 보이지 않을 뿐입니다. 이 책에서 물길의 높낮이를 조절하는 방법을 알려드립니다.

　마지막 장에서는 실질적인 다양한 치료 사례와 책이 출간될 때까지의 당시 상황과 과정 그리고 재밌는 주변 이야기에 대해 적었습니다.

차
례

제2장　젊음과 정력을 되찾는 구체적 방법

제3장 젊음과 정력을 되찾기 위한 실생활 활용법

제4장　치료 사례 및 재미있는 뒷이야기들

정력이란

제
1
장

'정력의 사전적 정의'를

1. 몸과 마음의 활동력

2. 성 능력

두 가지의 의미로 나누어 살펴보고자 합니다. 또한 건강과 정력의 관계 및 중요성, 배경을 알아보고 건강과 정력의 관계에 주목하게 된 저만의 배경을 설명하고자 합니다.

1. 몸과 마음의 활동력

› 정력의 사전적 의미는 '몸과 마음의 활동 정도'를 뜻합니다. 먼저, 정력에 대한 개념을 동양과 서양으로 나누어서 살펴보겠습니다.

(1) 동양에서 정력의 개념

동양의 관점에서 '정력'을 설명할 때 '정기신' 이론으로 접근하면 이해에 도움이 됩니다.

정력은, 생명이 존재할 때 그 힘이 유지됩니다. 동양 의학의 기틀이 되는 한의학적 관점에서 생명을 유지하는 데 필요한 3가지 조건은 '정, 기, 신'입니다. 생명의 3가지 보물, 즉 '정기신' 이론은 서기 1세기에 중국의 의학 서적인 『황제내경』에서 처음 언급된 이후 이론에 대한 체계가 갖추어지기 시작하면서 차차 구체적인 이론으로 발전해 한의학의 기본 사상과 원리가 되어 현대 한의학의 기본 이론으로 자리 잡게 됩니다.

정기신 이론은 현대 의학의 생리학 이론과도 일치합니다. 현대 의학의 관점에서 볼 때, 생명을 유지하려면 호흡과 영양분의 순환이 정상적으로 이루어져야 가능하며 그 과정이 순조롭게 진행되기 위해서는 에너지, 즉 정력이 필요하게 됩니다.

정기신 이론에서	
정	◦힘을 나타내는 기본 개념 ◦힘의 세기가 커지면 개체의 에너지 발산 능력이 좋아져 모든 기능이 정상적으로 돌아갈 것이며, 힘이 약해지면 자체 기능에 문제가 생기기 시작 ◦'육체의 강약을 조절하는 물질'이며, 생식 능력에도 영향을 미침 ◦'기'라고 부르는 '2가지 방법'을 통해서 획득
기	◦'2가지 방법'이란, '수곡지기'와 '천공지기'를 의미 　· 수곡지기 : 음식을 통해서 얻어지는 '영양분 에너지' 　· 천공지기 : 호흡을 통해서 얻어지는 산소와 이산화탄소 순환에 의한 에너지 ◦'기'는 태어나서 죽을 때까지 계속 흐르면서 사람의 모든 기능을 조절하고 유지 ◦혈액 순환, 소화, 호흡이 '기'에 의해 이루어짐
신	◦생각, 마음을 의미 ◦동양 의학에서는 인간이 느끼는 7가지 감정을 '칠정(사람의 7가지 마음 : 기쁨, 화남, 우울함, 생각이 많음, 슬픔, 놀람, 공포)'이라고 부르는데, 이 '칠정'을 조절하는 것이 '신' ◦인간이 느끼는 7가지 마음은 내 생각과 마음에 영향을 받아 일어나게 되며, 이 7가지 마음은 '신'에 의해 조절 → 이 반응은 우리 건강과 직접 연결됨
결론적으로, 동양 의학 관점에서 '정력'이란 3가지 구성 요소인 **'정기신'의 조화와 균형**을 의미	

(2) 서양에서 정력의 개념

정력은 '에너지의 정도'를 의미합니다. 몸에서 만들어지는 에너지는 호흡과 영양분 대사의 결과물입니다. 즉, 호흡에 의한 산소와 이산화탄소 대사 그리고 영양분 섭취를 통해 얻는 3대 영양소(탄수화물, 지방, 단백질)가 생체 에너지 발생의 자원을 이루게 됩니다. 이들은 혈액을 타고 들어가 몸속 세포와 조직에 산소와 영양분을 공급하여 세포와 조직이 살아 활동하게 함으로써, 몸의 정상적인 에너지 순환을 통해 힘을 얻는 것을 말합니다.

현대 의학 관점에서 정력이란, ① 영양분을 섭취하여 얻은 에너지와 ② 호흡을 통해 산소와 이산화탄소의 순환 과정으로 얻는 에너지의 강도를 의미합니다.

정력은 학문의 접근성이나 지역적으로 표현 방식이 서로 다르지만, 의미하는 뜻은 같습니다. 요컨대 정력이란, 한의학의 '정기신 이론'과 현대 의학의 '호흡 및 영양분 대사'에 의한 '몸과 마음의 활동력'으로 정의할 수 있습니다.

2. '성 능력'을 나타내는 정력의 뜻

› 시각, 청각, 후각, 미각, 촉각의 5가지 감각(오감)과 성에 대한 상상 등 다양한 성적 자극의 결과로 발기와 사정이 원활하게 이루어지는 '성 능력의 정도'를 말합니다. 발기가 완전한 정도로 안 되거나 부족할 때 또는 발기 지속 시간이 짧을 때, 사정이 본인의 의지와 관계없이 될 때 우리는 흔히 정력에 문제가 있다거나 정력이 약하다고 말합니다.

'약한 정력'의 원인은 다양합니다.

◦ 집안 내력

◦ 본인의 체질

◦ 나이에 따른 변화

◦ 정신적·육체적 스트레스 등

발기력이 약하거나 지속 시간이 짧을 때 당사자는 자신감이 떨어지고, 상대방에게 불만족을 줄 수 있습니다. 이보다 더 중요한 사실은 나이가 듦에 따라 소화력에도 문제가 생기며, 기억력과 사고력, 자신감 등이 떨어지면서 본인이 느낄 수 있는 퇴행성 변화가 생기기 시작하며, 그 시점부터는 본인만이 느낄 수 있는 정도의 정력 감퇴와 함께 발기 부전이 시작됩니다. 이는 의학적으로 증명된 사실로, 발기 부전 증상의 시작은 "몸이 정상적인 기능을 잃기 시작하니 알고 계세요."라는 '경고성 증상'입니다.

"정력이 인생의 전부는 아니며, 때가 되면 내가 원치 않더라도 누구나 어쩔 수 없이 겪게 되는 과정"이라는 생각을 하게 됩니다.

그러나 그 생각은 내 의지에 따라 바뀔 수 있습니다. 나이가 들어서도 소변 보는 일에 지장이 없고 발기가 정상적으로 될 수 있다면, 말하지 않아도 그건 누구나 원하는 바일 것입니다. 그것은 전혀 불가능한 일이 아닙니다. 이 책에서 실행 방법을 자세하게 알려드립니다. 지금부터 차근차근 그 과정을 잘 이해하고 따라서 하면 됩니다.

이제부터 내 몸과 정신의 건강을 건강할 때 수준으로 되돌리고, 삶의 척도로 회자되는 '정력'을 되찾는 획기적인 방법에 대해 뇌 과학 이론을 통해서 살펴보겠습니다.

3. 건강과 정력의 관계 및 중요성, 배경

› 태초에 하늘과 땅이 열리면서 온갖 동식물이 번성하고 사람이 생겨나면서 정력 이야기는 시작됩니다. 남자와 여자가 만나 자손을 두고 그 자식은 커서 다시 자손을 낳으니 어느덧 사람들이 모여 마을이 생겨나고 나라가 번창하게 됩니다. 지역마다 문화와 역사가 형성되고 만들어지는 동안 오랜 세월이 흘렀으며, 이제 우리가 사는 세대에서는 100세 시대를 이야기하고 있습니다. 불과 90년 전만 해도 사람의 수명이 그리 길지 않아서 20대 초반 나이에 결혼을 하고 자식을 낳아 키우면서 살다가 삶이 웬만큼 자리가 잡히고 편안해질 만한 나이가 되면 세상을 뜨는 일이 다반사였습니다. 60살도 채 안 된 나이에 세상을 뜨다 보니 당시에는 노화에 따른 퇴행성 증상은 크게 문제가 되지 않았습니다. 환갑이 되면 마을 사람들을 모두 불러 초대하고 크게 잔치를 열던 시대가 불과 한 세대 전 이야기입니다. 부모님 환갑잔치(만 60세 기념 잔치) 비용 마련에 자식이 빚을 진다는 이야기도 심심찮게 들렸던 시절이 있었습니다. 하지만 요즘은 환갑잔치하는 사람도 없을뿐더러 환갑잔치를 한다고 하면 오히려 주변에서 이상하게 보는 세상이 되었습니다.

경제적 상황이 날로 좋아지면서 위생 상태도 좋아지니 비위생적인 환경에서 발생하는 다양한 집단 식중독도 많이 없어졌고 불량한 환경에서 발생하는 전염병도 많이 사라졌습니다. 사람들의 의식 수준이 높다 보니 이젠 삶의 양보다는 삶의 질이 우선시되는 시대가 되었습니다. 요즘에는 "오래 살면 뭐 하나, 건강하게 살아야지."라는 이 말이 노인층에서는 거의 화두 수준이 되었습니다.

환갑(만 60세), 진갑(만 61세) 다 지난 사람이 현대 사회에서는 장년층(청

년 이후의 연령층) 대접을 받고 있습니다. 불과 한 세대 전, 40~50대가 받던 대접입니다. 60대 초반은 지하철 경로석에 앉지도 못합니다. 법적으로도 할아버지로 인정받지 못하는 시대에 우리는 살고 있습니다. 60대 초중반에 접어들어도 본인 스스로를 할아버지로 여기지 않고 아저씨로 생각하다 보니, 겉모습마저도 본인이 마음먹은 대로 따라가기 때문일까요? 일단 외모가 나이에 비해 젊어 보입니다. 몸 관리에 신경 쓰고 운동을 열심히 합니다. 겉치장에 신경 쓰고, 누가 "할아버지"라고 부르면 화를 내는 분도 계십니다. 이처럼 나이는 60살이 넘어도 겉모습은 예전 50대 아저씨 수준이지만 몸속 기능은 어떨까요? 예전 40~50대 아저씨들처럼 아무 문제가 없을까요?

'세월은 속여도 나이는 못 속인다.'라는 옛말이 있습니다. 60대 중반이 되면 예전처럼 시원하게 소변 보기가 힘들어지고 성기능이 약해지며, 상대방 이름이 가끔 생각이 안 나고, 목소리가 커지며 주변을 의식하지 않고 융통성이 떨어지며 남에게 지기가 싫어서인지 고집이 세집니다. 겉모습은 10년 전과 크게 다르지 않다고 본인 스스로 생각을 하지만, 이때가 되면 몸속 기능이 조금씩 무너지기 시작합니다. 본인 스스로 늙음을 인정하기 싫다 보니 자연스럽게 건강을 유지하는 약들에 의존하게 됩니다. 먹는 비타민 수가 늘어나고 운동과 식단에 신경을 쓰는 등 건강에 투자하는 시간과 돈이 늘어나게 됩니다. 그 덕분에, 일정 기간은 약이나 기타 건강 보조제 등이 건강을 대신해 주지만 노화의 속도를 당해내지 못해 결국은 의욕도 잃고 자신감도 없어지게 됩니다. 세월이 흘러 직장에서도 물러난 지 오래되고, 정해진 수입도 없으니 이젠 그저 한 그루의 겨울나무가 됩니다. 세월은 덧없이 흐르고 그냥 버티는 삶을 살아가기 시작합니다.

이와 같은 60대 중반 아저씨들의 삶은 그래도 덜 서러울 수 있습니다. 40~50대 아저씨들은 말 그대로 '청년 같은 아저씨들'입니다.

패션 감각이나 관리 잘된 피부는 젊은 사람 못지않습니다. 사회적으로 직위도 있고 남부럽지 않게 살 여력도 있어서, 휴가 때는 외국 여행도 즐기는 등 여유 있는 삶을 사는 경우가 많습니다.

그런데 몸속 기능은 60대와 크게 다르지 않은 분들의 숫자가 점점 늘어가는 추세입니다. 삶의 탈출구 없이 끝없이 계속되는 스트레스 때문입니다. 점점 발기력도 떨어지고 사정 시점에도 문제가 생기는 등 성기능 장애가 시작됩니다. 그런데도 의사 앞에 가서 상담할 의욕도 없고 시간도 없으며 그럴 의지조차 없습니다. 자신감이 떨어지니 직장에서나 집에서도 짜증이 늘고 점점 고집 센 아저씨들이 되어 갑니다. "나 때는 말이야~~"를 외치며, 아랫사람들에게 눈총을 받는 줄 알지만 그러거나 말거나 그렇게 저렇게 살다가 어느덧 정년이 되어 퇴직하면 그냥 떠밀리듯 무리 속에서 밀려나 아저씨에서 할아버지로 넘어가게 됩니다.

'그런 삶은 필연이고 어쩔 수 없는 것'이라고 많은 분이 생각하실 겁니다. 누구나 예외 없이 다 그렇게 생각하시죠? 현재 상황을 되돌릴 만한 특별한 방법도 없고, 의학이 발달했다고 하지만 그조차도 뾰족한 해결 방법이 없으니 그냥 지켜보는 방법 외에 손쓸 방법이 없다고 생각하실 겁니다. 지금 상황에서 세월을 되돌릴 가능성이 단지 1%라도 있다면, 무너지기 시작한 내 몸의 기능을 예전처럼 되살리는 방법이 있다면, 귀가 솔깃해지고 그게 뭔가 싶고, 알고 싶은 마음이 생기게 됩니다. 현 상황을 극복할 수 있고 내가 달라질 수 있다면, 누군들 시도해 보지 않겠습니까?

인류 역사가 시작된 이래 아주 오랜 세월에 걸쳐, 성 문제에 관심을 가지고 이 문제를 해결하기 위해 많은 과학자나 의학자 등 사회 각계각층에서 개인적으로 또는 특정 연구단체에서 돈과 시간을 들여 연구하기도 하고 여러 가지 방법을 찾기도 하였습니다. 정력과 노화에 관련된 문제는 개인의 문제이기도 하지만, 사회적으로나 국가적으로 더 나아가 인류의 문제이기도 합니다. 이 문제를 해결하기 위해 인류의 문명이 시작된 후 지금까지 끝없이 연구하고 노력해 왔습니다. 그래서 얻은 결론을, 그리고 실행 방법을 알리고자 노력을 기울였습니다. 아주 오래전부터 시작된 '젊음과 정력을 되찾는 방법'을 찾고, 해결하는 과정 속으로 같이 가 보시겠습니다.

(1) 인도의 '요니'와 '링가'

인도의 '카주라호 사원' 이야기를 들어본 적이 있으신가요?

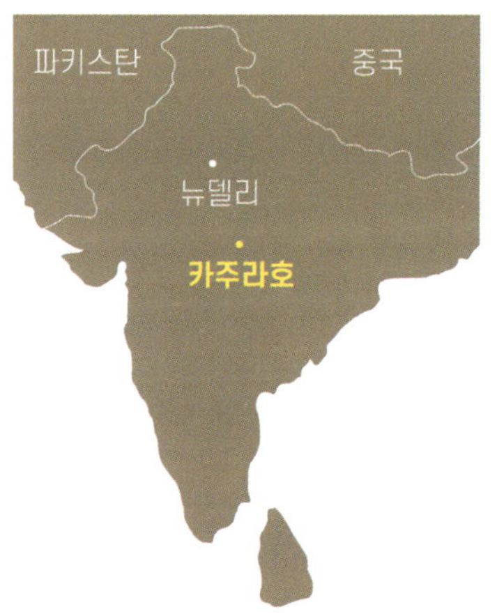

'카주라호'는 인도의 뉴델리에서 남동쪽으로 620km 떨어진, 북인도의 인구 2만 명이 사는 도시 이름입니다.

카주라호에는 힌두교와 자이나교의 여러 사원들이 대략 85개가 세워졌고 지금도 25개 사원이 남아 있는 전통적인 도시입니다. 그중의 하나인 락시미 사원은 부와 번영을 상징하는 힌두교의 여신 락시미를 모신 사원입니다. 이곳에는 독특하고 아름다운 조각들이 많기로 유명합니다. 특히 80여 가지의 적나라한 성교 자세를 취한 남녀 조각상이 많기로 유명한 힌두교 사원으로, '사랑의 사원'이라고 불리기도 합니다. 1986년 유네스코 세계문화유산으로 지정되었습니다.

서기 950~1050년 사이, 우리나라 고려 시대(서기 918~1392년)에 해당하는 시기에 인도의 찬델라 왕조는 카주라호를 수도로 삼고 정치, 문화, 종교의 중심지로 발전시켰습니다. 카주라호 사원 안에는 세계적 관심의 초점이 되는 '락슈미 사원'이 있으며, 이 사원은 20년간의 공사 끝에 서기 954년에 완공되었습니다. 사원 안 벽면은 다양한 조각들로 장식이 되어 있는데, 특히 80여 가지의 다양한 성교 체위 방식을 한 조각상들이 있으며, 인도를 방문하는 관광객들이 빼놓지 않고 들리는 곳이기도 합니다.

신성한 종교 사원 안에 적나라한 남녀 성교 조각상이 있는데, 이것을 어떻게 해석하시겠습니까? 현재까지 다양한 해석들이 있지만 수많은 성교 조각상이 왜 만들어졌는지 그 이유와 의미가 정확하게 밝혀진 바 없습니다. 분명한 것은 성교 조각상을 통해 인도 전체의 힌두교 신자들에게 신성한 뜻이 전달되기를 기원하고 또한 그 뜻이 이루어지길 바라는 깊은 의미가 있었을 겁니다.

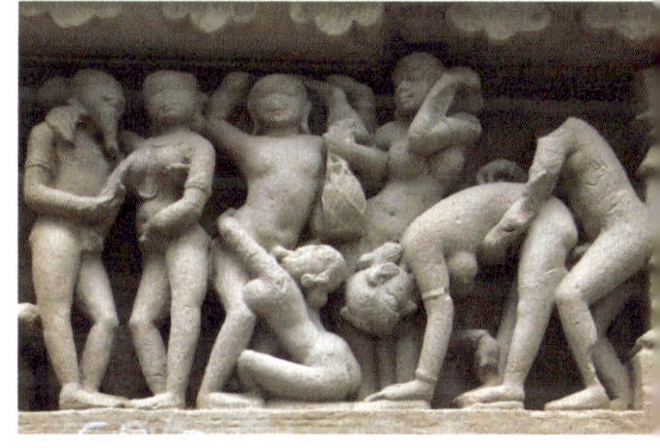

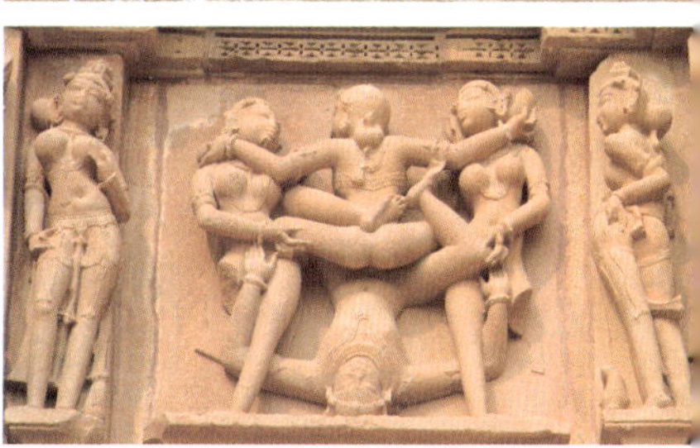

▲ 카주라호의 석상들

  100년에 걸쳐 사원 안에 건물과 탑을 세우고, 인도 전역의 유명한 조각가들을 동원해 신성한 뜻으로 만든 성교 조각상의 존재 의미를 알려드리려고 합니다.

  이해를 돕기 위해 아주 오래전부터 인도에 전해 내려오는 요니와 링가에 대해서 간단히 알아본 다음, 카주라호 사원의 조각상에 대한 깊은 뜻과 그 의미를 짚어 보고자 합니다.

  인도에는 '요니'와 '링가'가 있습니다. '링가'는 남성 성기 모양을, '요니'는 여성 성기 모양을 하고 있습니다.

  '링가(Lingam)'는 작은 원통형 기둥처럼 생겼으며 '빛의 봉'이란 뜻이고, '시바'신의 남성적 창조 에너지를 의미하며 생명력과 파괴를 동시에 뜻합니다. 시대와 지역에 따라 다양한 형태로 나타나는 '요니(Yoni)'는 '창조와 재창조'를 뜻하는 여성상을 의미합니다.

  위로 솟은 링가는 남근석처럼 생겼고, 밑을 받치고 있는 요니는 맷돌처럼 생겼습니다.

  요니는 인도 샥티 여신의 상징이며, 여성 성기 모양을 하고 있습니다. 축제 때 인도 사람들은 남성 성기 모양의 링가 윗부분에 우유를 계속 붓고, 흘러내린 우유는 링가의 밑에 있는 여성 성기 모양의 요니를 통해 흘러내려서 수도관처럼 생긴 관을 따라 아래로 흘러가게 합니다.

  19세기 영국의 산스크리트어 학자이자 세계

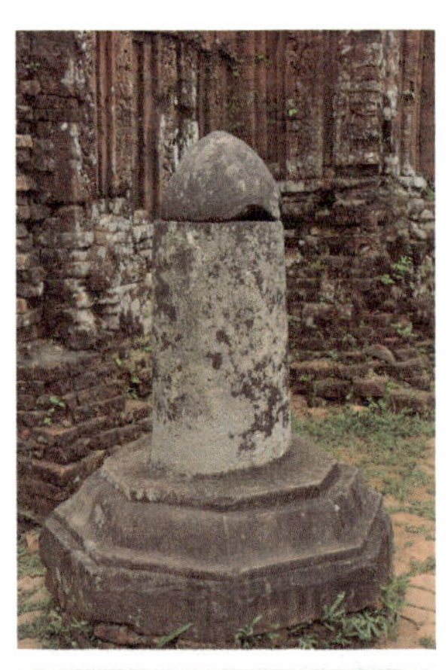
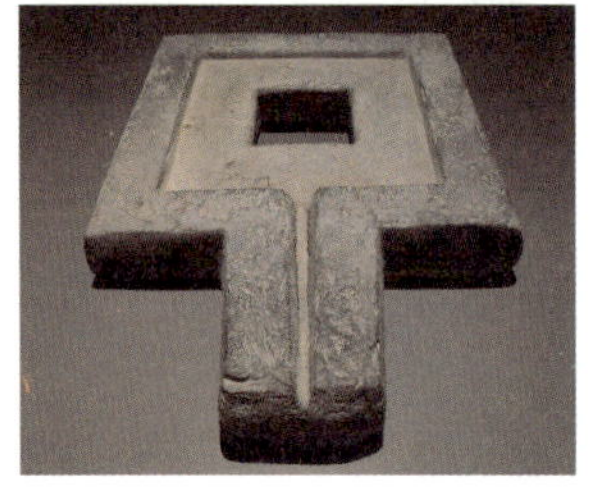

▲ 링가, ▼ 요니

적으로 저명한 옥스퍼드대학의 교수인 모니어 윌리엄스(Monier-Williams)는 링가와 요니의 상징이 "음란한 생각들이나 성적인 사랑과 연관되어 있지 않다."라고 자신의 저서에서 언급하였습니다.

그렇다면 이 2가지, 즉 카주라호 석상의 성교 조각 석상들과 링가 및 요니에 대해 어떻게 판단하고 해석해야 할까요? 이것들을 통해 일반 대중에게 전달하고자 하는 뜻은 무엇일까요?

일반 대중들에게 건강과 행복 그리고 살기 좋은 세상을 이룰 수 있도록 알려 주기 위한 메시지가 링가와 요니 그리고 카주라호 석상 속에 들어 있지 않을까 생각합니다.

인간이라는 존재는 우리가 생각하는 것보다 완벽하며 모든 잠재 능력이 몸속에 들어 있습니다. 단지, 정신적으로 성숙하지 못한 사람들이 내 몸의 작동법을 완전하게 이해하지 못한 상태에서 본인의 잠재 능력을 시험해 본다면 위험하거나 해로울 수 있으며, 남에게 피해를 줄 수도 있습니다. 정신적으로 성숙하고 육체적으로 내 몸의 능력을 시험해 볼 수 있는 수준에 이르렀을 때 비로소 내 몸속 능력이 어느 정도인지, 그 의미가 무엇을 뜻하는지 알 수 있습니다.

우리 몸의 구조는 완벽하면서도 정교하게 만들어져 있습니다. 이 과정을 설명하는 분야는 각종 예술 분야를 포함하여 의학 및 과학 분야 등 다양하며 접근 방식 또한 복잡합니다. 그 가운데에서 단계별 증명 과정을 거치는 학문인 과학과 의학 수준이 발전함에 따라 우리가 그토록 간절하게 알고 싶어 했던 것들에 대한 해답이 하나하나 밝혀지고 있습니다.

이제 여러분께 그 해답을 알려드리려고 합니다. 이 방법은 현대 의학으로 검증된 것입니다. 돈을 지불해야 하는 것도 아닙니다. 그렇다고 과학적으로 증명되지 않은 약 또는 건강식품을 선전하는 것은 더더욱 아닙니다. 모 아니면 도처럼, 되면 다행이고 안 되면 할 수 없다는 식의 무모한 방법을 사용하지도 않습니다. 학문적으로 검증이 안 되어서 뒷감당을 할 수 없는 길거리 마술도 아닙니다. 과학적으로 증명된 사실, 의학적으로 확인된 사실만을 여러분께 하나하나 풀어서 설명할 것입니다. 여러분은 책의 내용을 읽어 보시고 천천히 따라오시면 됩니다. 차근차근 길을 따라가서 목적지에 도달한 후 내가 원하는 결과를 얻고 나면 고마워할 대상이 떠오르게 될 것입니다. 그건 바로 '내 몸'입니다. 이런 엄청난 자연 치유와 재충전 능력이 있는, 너무나 귀중하고 소중한 내 몸에 감사함을 느끼게 될 것입니다.

구체적으로 어떠한 방법을 통해 내가 원하는 정보를 얻을 수 있는지 하나하나 알아보겠습니다.

4. 어디, 불편하세요? 몸이 예전 같지 않으세요?

› 몸이 아파도, 마음이 아파도 그건 다 해결할 수 있습니다. 이 책은 여러분의 건강을 지켜 주는 방법에 대해 구체적으로 알려드립니다. 접근법은 누구나 익히 알고 있는 방법을 택했으며 인체 생리 해부학 이론을 바탕으로 하였기 때문에 안전하며 또한 효과가 분명하게 나타납니다.

앞에서 언급한 '정기신 이론' 그리고 현대 의학의 기본이 되는 '먹고 숨쉬는 과정'을 통해 정신과 육체는 서로 연결되어 있음을 알게 되었습니다. 이에 더하여, 젊음과 정력을 되찾는 방법을 통해 몸을 강하게 만들면 자신감이 한 단계 높아집니다. 꾸준히 실천하다 보면 정신적·육체적인 문제들이 하나씩 좋아짐을 본인 스스로 느끼게 됩니다. 실행 방법은 현대 의학 이론을 기본으로 삼아서 자세히 설명하고 풀어 나가므로 내용을 이해하기가 쉽고 안전하며, 효과가 확실합니다. 방법은 어렵지도, 추상적이지도 않습니다.

이 책을 통해서 그동안 우리가 갖고 있던 '성과 관련된 생각'의 폭과 범위를 조금만 넓히고 확장시킨다면 무궁무진한 가능성을 지닌 내 몸이, 기대하지 않던 부분까지 긍정적인 반응을 보이며 기능이 되살아나고 문제가 해결되는 등 좋은 결과를 얻을 수 있습니다.

결과물을 얻게 되기까지 저자가 직접 경험했던 과정을 간략하게 말씀드리겠습니다.

저자는 40년 넘게 의사 생활을 하고 있는 내과 전문 의사입니다. 1980년대 초 의사가 되었고 내과 전문 의사 과정을 마치고 내과 전문 의사 자격증을 취득하였습니다. 이후 종합병원 내과 과장을 거쳐 35년 전부터 내과 의원을 운영하고 있습니다. 1994년 봄부터 10년 동안 매주 토요일에 한의과대학 외래 교수님, 원장님들과 만나서 스터디 그룹을 만들어 공부하며 각자 서로의 분야인 내과학과 한의학에 대해 정보를 공유했습니다.

1990년대 초부터 꽤 오랫동안 틈이 날 때마다 중국의 여러 곳을 돌며 기공 및 명상의 대가들을 만났고 그들과 심도 있는 이야기를 나누거나 배운 이후 현재에 이르기까지, 기공, 명상, 최면 등 인체 의학과 관련된 주변 분야를 연구하고 그와 관련해서 알게 된 방법을 의학과 연관을 지어 보는 등 인체와 관련된 각기 다른 분야의 상관 관계에 대해 알아보았습니다. 현대 의학을 전공하고 전문 의사 수련 과정을 거쳐 전문 의사가 된 제가 명상과 기공을 배우고 난 후, 한의사 선생님들과 스터디 그룹에서 한의학 이론을 배웠습니다. 그 이후 세월이 꽤 흐른 뒤에야 비로소 내가 접한 다양한 접근법들이 서로 녹아들어 하나의 이론으로 재정립되었습니다. 이것은 마치 여러 갈래의 냇물 줄기들이 하나로 모여들고 이는 큰 강줄기를 이루며 흘러가는 것 같은 느낌이었습니다. 마치 생각의 경계가 녹아들며 없어지는 기분이었습니다.

요컨대 제가 오랜 세월에 걸쳐 각기 다른 시기에 알게 된 분야들이, 서로 다른 각각의 분야가 아니었으며 바라보는 시각과 접근법이 다를 뿐이라는 사실을 알게 되었습니다. 건강 문제를 해결하기 위해서는 한 방향에서 바라보는 시각보다 다양한 각도에서 입체적으로 바라보고 접근할 때 비로소 실체를 더 정확하게 알게 되며 근본적인 해결책을 얻을 수 있다는 것을 알게 되었습니다.

도가의 정기신 이론과 한의학의 기맥 이론, 서양 의학에서 말하는 건강의 개념은 예외 없이 '막힘없는 흐름'입니다.

한의학과 서양 의학, 명상과 기공 그리고 최면을 통해서 얻을 수 있는 최대 효과는, 다양한 원인에 의해 유발된 우리 몸의 쏠림 현상을 해결하고 정해진 규칙대로 온전히 비율을 유지할 때 얻을 수 있습니다. 생명 유지를 위해 필요한 영양분이나 산소가, 정해진 대로 정상적인 흐름이 유지될 때 비로소 건강도 유지될 수 있습니다.

5. 성욕과 식욕의 관계(해부-생리학적 관점)

› '건강 유지'란, '조직 간 소통과 흐름이 막힘없이 유지될 때' 가능합니다. 이는 의학적 측면에서 판단할 때, 바로 증명이 되는 사실입니다. 성욕과 식욕을 담당하는 신경 섬유의 관계를 보면 알 수 있습니다. 성욕 담당

신경 줄기와 소화를 담당하는 신경 줄기의 기능은 같습니다. 이 2가지 기능을 담당하는 신경 계통을 '부교감 신경계'라고 부릅니다.

부교감 신경의 기능을 담당하는 신경 섬유는 2곳에서 나옵니다.

미주 신경	○ 뇌줄기에서 나와 척추를 지나가지 않고, 목 옆을 거쳐서 몸속으로 들어감 ○ 모든 몸속 장기(심장, 폐, 식도, 위, 소장, 대장 등)의 기능을 조절
천추 신경	○ 척추 신경을 타고 내려오다가 척추 아랫부분 엉치뼈 부위(엉치뼈 2, 3, 4번)에서 나옴 ○ 부교감 신경의 역할을 담당하여 골반뼈 속 기관들, 즉 방광 기능을 조절하고 남녀의 성기를 흥분시킴 ○ 남성의 경우 음경이 발기하게 하는 작용을 담당하며, 여성의 경우 성기에 혈액을 더 많이 보내서 음핵 등 성기의 변화를 유발하고 분비물을 내서 원만한 성관계가 이루어지도록 함

천추 신경이 어떠한 생리-해부학적 과정과 변화를 통해서 기능을 수행하는지 다음 페이지의 그림으로 보겠습니다.

'젊을 때는 돌을 씹어 먹어도 소화가 된다.'라는 말이 있습니다. 그만큼 소화력이 왕성해서 어떤 음식을 먹어도 탈 나지 않고 잘 소화를 시킨다는 뜻입니다. 바꾸어 말하면, 나이가 들면 음식을 먹어도 잘 체하고 소화력이 떨어지며 그로 인해 식욕이 많이 줄어든다는 의미입니다. 젊은 나이 때는 넘치는 정력을 어찌할 바를 모르지만 나이가 들면 생각은 있어도 몸이 따라 주지 않게 된다는 뜻입니다.

예전부터 전해 오는 말 중에는 사람에게 제일 중요한 욕망은 '성욕과 식욕'이라는 말이 있습니다. 이런 말들이 허투루 만들어진 게 아니라는 사실을 의학적으로 알게 되었을 때, 우리의 선조들이 얼마나 현명했는지를 알

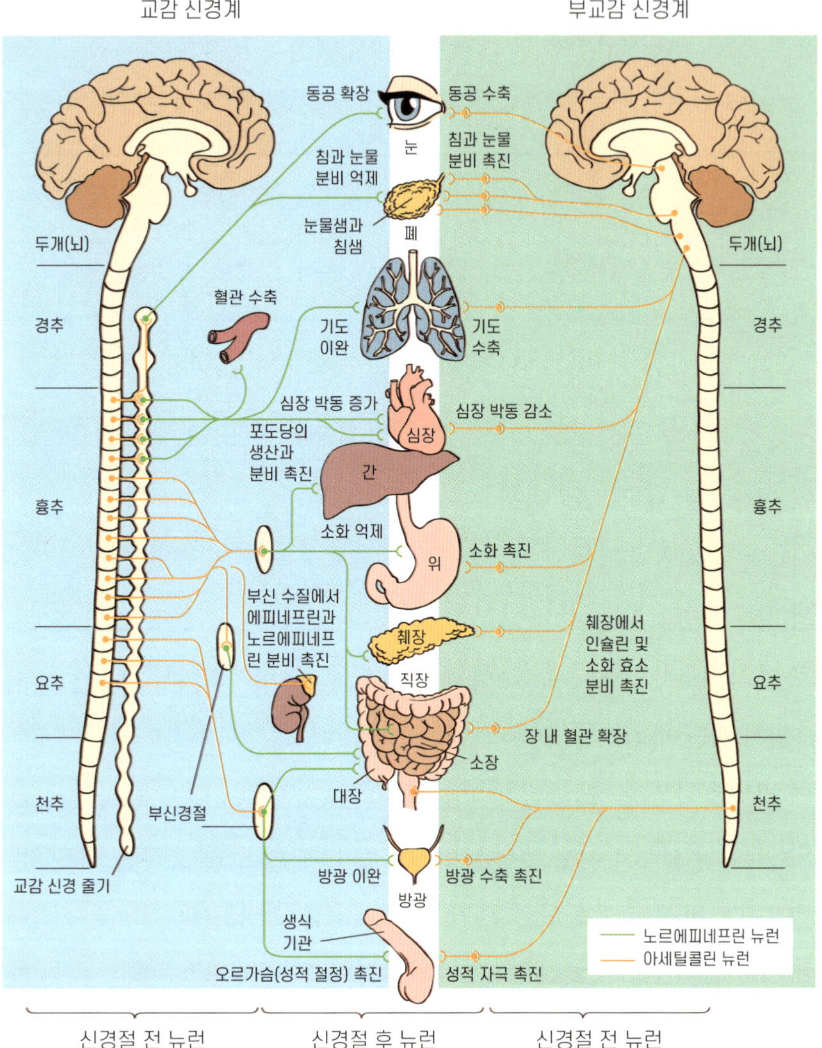

수 있었습니다.

'성욕과 식욕의 관계'는 뒤에서 자세하게 설명합니다. 이 기본 원리를 기초로 하여 해부학적·생리학적 접근 방식을 알게 되면, 그때 비로소 '우리

038

는 건강을 어떻게 되살리고, 젊을 때와 같은 왕성한 정력을 되찾을 수 있는지' 의학적인 사실을 바탕으로 한 이 책을 통해 알 수 있습니다.

6. 자율 신경의 정의와 노화 현상

› 사람의 몸속 장기는 오래 쓰면 그 기능은 약해지기 마련입니다. 어쩌면 자연스러운 삶의 흐름이라고 볼 수도 있으나 기능을 보완할 방법이 있다면, 그 방법을 굳이 사용하지 않을 이유도 없습니다. 우리 몸은 거미줄처럼 서로 연결되어 있어서 장기들이 서로 정보를 교환하고 소통하며 혈관이라는 도로를 이용하여 혈액 내 산소를 공급받고, 음식물을 섭취함으로써 영양분을 제공받고 이를 통해 세포와 조직이 칼로리를 얻는 방식으로 기능을 유지합니다. 산소와 에너지의 효율적인 순환과 운영을 위해 우리의 몸은, 중앙 통제 시스템과 차량 간 '양방향 정보 교환 시스템 방식'으로 움직입니다.

마치 마을버스가 동네 구석구석을 누비고 다닐 때 도로 상황이나 운행에 필요한 다양한 정보들이 컴퓨터 시스템에 의해 이용객에게 미리 제공되어 버스가 정류장에 몇 분 후에 도착하는지 알려주는 등 승객의 편리함과 버스의 원활한 운행을 동시에 가능하게 해 주는 교통 통제 시스템과 같습니다. 사람의 몸에서 운영하는 시스템이 훨씬 더 고차원적이기도 합니다.

이 책은 내가 원하는 목적지에 어떻게 도달하는 것이 제일 효과적인지 그 방법을 알려드리며, 컴퓨터 제어 시스템에 의해 조절되는 정보를 적절한 시점에 제공하여 최대한의 효과를 낼 수 있도록 도와줍니다. 또한 몸속의 복잡한 구조와 기능을 일상 주변 생활 방식에 빗대어 예를 들고 알기 쉽게 알려드립니다.

내장 기관은 정해진 역할과 임무가 있습니다. 예를 들어 심장은 온몸에 피를 공급하기 위해 1분에 60~100번씩 뜁니다. 상황에 따라 필요한 요구량을 맞추기 위해 평소보다 빨리 혹은 천천히 뜁니다. 호흡수는 1분에 12~20회인데, 이 또한 상황에 따라 가쁘게 혹은 천천히 바뀝니다. 정상적인 위 운동은 1분에 3번, 작은창자는 1분에 10번, 큰창자는 1분에 5번 움직입니다. 이와 같이 사람의 몸속 각각의 장기는 태어날 때부터 이미 정해진 프로그램에 따라 작동하며, 그 외 다른 명령은 듣지 않습니다. 예를 들어 내가 내 몸속에 대고, 이렇게 저렇게 해 달라고 명령을 해도 몸속 기능은 그에 대해 전혀 반응하지 않습니다. 이를 '정해진 규칙에 따라 자기 스스로 알아서 움직이는 신경'이라는 뜻으로 '자율 신경'이라고 부릅니다.

자율 신경은 어떻게 생겼고 어디서 나오며, 어떠한 작용을 하는지 그리고 잃었던 건강을 되찾고자 할 때 어떻게 그 신경 섬유의 기능을 원래대로 되돌릴 수 있는지 알아보겠습니다.

자율 신경은 말씀드린 바와 같이, 태어날 때부터 프로그램화되어 있기 때문에 자동화 시스템에 의해 스스로 알아서 작동합니다.

나이가 들어서 혹은 유전적으로 특정 부분의 기능이 약해지면 약해진 대로, 우리 몸은 최선을 다해 그 상황에서 맡은 바 기능을 수행합니다. 내 몸을 정상적인 상태로 보전하기 위해 싸우고 회복하는 과정을 오래 반복하다 보면 여기저기 상처도 생기고, 후유증이 남아서 곳곳에 조금씩 문제가 발생합니다. 고차원적으로 개발된 인간의 건강 체크 시스템은 이런 문제점을 놓치지 않습니다.

내 몸 어디에선가 고장 날 징후가 보이거나 기능이 조금이라도 떨어지는 부분이 생기면 뇌에서는 바로 그 상황을 알아차리게 됩니다. 전체 과정을 도맡아 운영하는 자율 신경이 뇌에 보고를 하기 때문입니다. 보고를 받은 뇌에서는 '나이로 인해 노후화된 상황'으로 판단할 경우, 소소한 문제들이 생기더라도 전체 시스템에 주는 타격이 크지 않다고 판단하면 그대로 작업을 진행합니다. 이런 상황이 개선되지 않고 지속될 경우, 낡은 부속이 더는 버티지 못하고 작동을 멈추게 됩니다. 노화에 의한 미작동 상태는 한 곳에 그치지 않고, 도미노 현상처럼 이어져서 다른 곳도 연쇄 반응에 의해 문제가 생깁니다. 결국 몸 전체가 영향을 받게 되는데 우리는 이를 '노화 현상'이라고 부르며 '삶의 자연스러운 진행 과정'으로 판단합니다.

기계도, 사람도 오래 쓰면 고장이 나는 것은 자연스러운 현상입니다. 그러나 큰 고장은 아니지만 단지 윤활유가 부족해서 서로 마모되거나 연결 부위가 살짝 어긋나서 또는 뻑뻑해서 잘 돌아가지 않을 때, 전문가 도움 없이 본인의 간단한 조치로 수리할 수 있다면 굳이 모른 척하고 넘어갈 이유는 없습니다. 내 몸속에는 작은 문제가 생겼을 때 스스로 고칠 수 있는 능력이 갖춰져 있습니다. 노화에 의한 경우, 작은 불편함을 느끼는 정도의 문제라면 초기 상태에서는 굳이 병원에 가서 돈과 시간을 들이지 않고도, 내 몸속 시스템을 이용하여 먼지 제거를 한다거나 닦고, 조이고, 기름치는 정도의 일로도 스스로 문제 해결을 할 수 있습니다. 이렇게만 해 주어도 작은 문제로 인한 것은 원상 복구될 수 있습니다. 이처럼 우리 몸의 약해진 기능을 간단한 조치를 통해 원래대로 되돌릴 방법이 있다면 그 방법을 이용하여 내 몸이 최대한의 능력을 발휘할 수 있도록 해 보자는 것이 이 책에서 권유하는 방법입니다.

7. 마이크로바이옴 치료법과 불이행 모드 네트워크 이용법

> 독자들의 건강 증진법 중 하나로, 의사에게는 치매 및 류머티즘 등 난치병의 치료 목적으로, '마이크로바이옴' 이용법이 연구·개발되고 있습니다. 마이크로바이옴(Microbiome)은 몸 안팎에 사는 모든 미생물군, 즉 세균, 바이러스, 곰팡이 등을 통틀어 부르는 이름이지만, 인체 마이크로바이옴은 인체에 서식하는 모든 미생물과 그 유전자를 통틀어 일컫는 말입니다. 이들은 우리 몸의 면역 체계와 소화 기능, 뇌 기능에 영향을 줍니다.

이와 관련하여 가장 손쉬운 방법으로는 '먹는 유산균을 이용하여 장을 튼튼하게 만드는 방법'이 있습니다. 유산균은 수많은 마이크로바이옴 중 하나입니다. 유산균이 장을 건강하게 만든다는 사실은 어린이부터 노인까지 모르는 사람이 없습니다. 그러나 유산균이 우리 몸을 유익하게 하는 기전에 대해서는 잘 아는 분들이 많지 않습니다. 유산균을 포함하는 신김치, 발효 음식, 건강 보조 식품 혹은 음료수, 떠 먹는 유산균 또는 분말, 알약 등 다양한 형태의 먹는 유산균이 장을 튼튼하게 해 준다는 사실은 모든 사람이 알고 있습니다. 유산균의 작용은 여기서 그치지 않고 튼튼해진 장 신경 섬유의 기능을 회복시키며 회복된 장의 신경 섬유는 뇌에서 나온 신경 섬유와 연결되어 뇌 기능까지 되살아나게 합니다. 이와 같이 장과 뇌가 연결되는 축을 이용하여 신경 섬유의 수를 늘리고 그 기능을 개선시키는데, 이를 '장-뇌-축을 이용한 방법'이라고 부릅니다. 제1장 15. (1)에서 자세하게 설명하겠습니다.

두 번째는, '불이행 모드 네트워크(기본 형태망)' 이용법이 있습니다. 이 방법은 복잡해진 뇌의 기능을 초기화시키는 훈련을 통해 쓸데없이 쌓인 것들을 제거하여 뇌 기능을 되살리는 방법입니다. 마치 오래된 엔진 속의 때를 정비소에서 말끔히 제거하는 방법과 유사합니다. 구체적인 실행 방법은 제1장 15. (2)에서 알려드립니다.

　이 2가지 방법은 현대 의학적으로 그 유효성이 최근 증명된 것이며 독자들도 다양한 언론 매체나 유튜브 혹은 의료 관련 책자 등을 통해서 그 내용을 쉽게 접할 수 있습니다. 첫 번째 말씀드린 마이크로바이옴 이용법은 우리들의 건강 유지 및 개선 그리고 현대 의학으로도 아직 해결하지 못한 특수한 질병에 대해서도 연관이 있는 것으로 밝혀져, 미국, 유럽, 일본 등 선진국마다 의료 차원에서 또는 정책적·전략적으로 국익을 위해 국가 차원에서 연구하고 투자하는 방식으로 신약을 개발 중이며 상당한 수준의 결과물을 얻었습니다. 미국의 마이크로소프트사(社)의 빌 게이츠(Bill Gates) 회장도 이 분야에 막대한 돈을 투자하고 있다고 합니다. 우리나라에서도 연구소나 대학 병원을 중심으로 마이크로바이옴에 대해서 활발하게 연구가 진행되고 있습니다.

　전 세계적 이슈로 떠오른 마이크로바이옴 이용법은 식음료 시장을 넘어, 최첨단 의료 산업의 한 분야로 자리매김하고 있습니다. 현재까지 불치병으로 알려진 알츠하이머 치매 또는 난치성 류머티즘 질환의 치료법으로 연구·개발 중이고 그 부분에 대해서 현재 상당히 긍정적 결과를 얻었으며, 이에 관한 많은 외국 논문이 그 효과를 증명합니다.

　마이크로바이옴을 이용한 치료 방법은 현재까지 해결되지 않은 자가 면역성(자기 몸을 적으로 오인하고 스스로 공격해서 생기는 병) 질환의 치료 분야로 영역을 넓히고 있고 의과학자 및 의사들에게 큰 관심을 받고 있습니다. 우리나라 의학계도 세계 시장의 선점을 위해 전문 분야 종사자들이 열심히 연구하고 좋은 결과를 도출해 내고 있습니다. 구체적인 예를 들어 보겠습니다. 이 자료는 서울시 의사회 합동 학술 대회에서 발표한 자료를 참고 자료로 했음을 알려드립니다.

202x년 7월
제목 : 차세대 바이오 의학-마이크로바이옴
연자 : 가톨릭 의대 의생명과학 교실 차재명 교수(현재는 강동경희대학교병원 소속)
내용 : 장내 세균을 조절해서 우리가 알고 있는 장 질환 치료뿐 아니라, 노화 현상을 조절할 수 있으며 100세 인생의 가능성이 열렸다.
장내 세균이 갖는 면역력을 유지시켜서 면역 질환이나 뇌 질환을 치료할 수 있으며, 장과 뇌가 연결되는 축(뇌-장-축 또는 장-뇌-축)을 이용하면 알츠하이머 치매의 완화 가능성이 밝혀진 상태이다.

현재 미국에서는 세계 최초로 대변 은행을 설립하여 본인의 장내 세균이 비정상적일 경우(타고난 체질이나 집안의 내력으로), 장이 튼튼한 사람의 대변을 이식하여 장 기능을 정상화시키는 방법을 이용하고 있습니다. 튼튼한 사람의 장 안에 살고 있는 정상적인 장내 세균(마이크로바이옴)이 대변 수여자의 대장을 튼튼하게 만들고, 대장에 연결된 신경 섬유의 숫자가 늘어나게 됩니다. 이 신경 섬유는 뇌와 연결되는 통로(장-뇌-축)를 통해서 뇌 기능을 활성화하게 된다는 내용입니다. 이 방법을 계속 연구 중이며 증명된 내용에 대해서는 구체적인 실행 방법을 개발하고 있습니다. 한국뿐 아니라 세계 선진 국가에서는 이와 관련한 연구가 활발히 이루어지고 있으며 얻어낸 결과도 상당한 수준에 올라와 있는 것이 현실이고 곧 미래 의학의 중추 역할을 할 것입니다.

그렇다면 마이크로바이옴을 다루는 차세대 바이오 의학의 수준은 어느 단계까지 와 있을까요? 현재까지 이룩한 마이크로바이옴 기반의 치료 및 진단 임상 연구 결과(제18회 서울시 의사회 합동 학술 대회 책자 184p.)는 다음과 같습니다.

- 소화기 질환 : 348례
- 위와 장 계통 질환 : 348례
- 염증 : 98례
- 면역 질환 : 78례
- 과체중 : 84례
- 당뇨 관련 당 대사 이상증 : 86례
- 그 외 다수 증례와 실험 결과가 보고됨

이상에서 언급한 바와 같이 장내 마이크로바이옴을 연구하여 얻어지는 결과로 인해 환자를 대상으로 하여 치료의 기준이 되는 의학적 또는 과학적 진단 및 치료의 방법이 뒤바뀔 수 있는 획기적인 방법이 나올 가능성도 있습니다.

의학자 또는 과학자들에 의해 얻어질 결과물은 다소 시간이 걸리겠지만 우리에게 적용될 것입니다. 그때까지 막연히 기다릴 게 아니라 우리는 전문적이거나 의학 지식이 없어도 우리 몸에서 일어나고 있는 마이크로바이옴 내용에 대한 취지를 이해하면, 일상생활 속에서 누구나 외부의 도움 없이도 '내 몸속 기능을 이해하여 스스로 균형을 맞추는 방법'을 찾을 수 있습니다. 여기서 중요한 점은 증명되지 않은 방법을 선택하면 안 된다는 사실입니다. 다시 말해서 '내 몸에 해가 되면 안 된다.'는 기본 원칙이 지켜져야 합니다. 한 가지 더 언급하자면, 현재 시판되는 유산균 섭취 방법은 초보 단계이며 건강에 도움을 주지만 '크게 도움은 안 된다.'는 사실입니다. 즉, 치료 효과까지 기대하기에는 무리가 있다는 것입니다. 현재 밝혀진 바로는, 유산균을 복용한다고 해도 몸 안에 들어가면 강력한 소화액에 의해 유산균의 대부분이 파괴되기 때문입니다. '안 먹는 것보다는 먹는 것이 좋다.'는 정도의 수준이기 때문에 먹는 유산균의 효과는 의학자들 사이에서 크게 치료 효과를 언급할 정도는 아니라고 보는 수준입니다.

의학자나 과학자들이 연구하고 있는 방법은 마이크로바이옴을 이용하여 병의 원인 물질에 직접적인 영향을 주어서 불치 혹은 난치병을 치료하는 것을 연구의 목적으로 두고 있습니다. 이런 수준의 단계까지 도달하려면 다소 시간이 걸릴 것으로 보입니다. 그 결과를 기다리는 동안에도 우리 몸의 건강을 지키는 방법으로, 해가 없고 외부에서 무엇인가를 투입하는 것이 아니며, 본인 스스로 실행할 수 있는 안전한 방법이 있다면 시도해 보지 않을 이유는 없습니다.

2가지 실행 방법이 있는데, 직접적 방법과 간접적 방법이 있습니다. 직접적 방법은 제2장 1.에서, 간접적 방법은 제2장 2.에서 자세하게 설명을 적었습니다. 이 2가지 방법은 '정력과 연결된 시스템'을 본인 스스로 활성화하는 방법입니다.

8. 자율 신경 조절법과 도미노 쌓기

› 내가 몰랐던 사실을 새로 배우거나 익혀서 내 것으로 만들려면 어느 정도 시간과 노력이 필요합니다. 몰랐던 사실을 알게 되고, 내가 그 사실에 익숙해지기까지는 시간을 투자해야 하며 꾸준한 연습이 필요합니다. 이 부분, 즉 '시간 투자와 반복 연습'에 의해 이전에는 없던 길이 생기며, 한 번 생긴 길은 없어지지 않고 언제든지 내가 원할 때 사용할 수 있습니다. 이를 '뇌의 가소성'이라고 부릅니다. '가소성'의 뜻은, 꾸준히 열을 가해 플

라스틱을 녹여서 특정 형체를 만들면, 언제나 내가 원할 때 그 형체를 이용할 수 있다는 뜻입니다. 가소성은 인간의 뇌가 가지고 있는 특징적인 기능 중 하나입니다. 사람은 죽을 때까지 이 기능을 사용할 수 있습니다. 영어로 표기하면 'Plasticity'입니다. 플라스틱을 의미하는 철자가 들어가서 외우기도 쉽습니다. 다행인 사실은 정력과 관계가 있는 뇌 부분을 활성화하는 방법은 태어날 때부터 원래 내가 가지고 있는 능력이기 때문에 약해진 상태를 정상으로 만드는 것은 그리 어렵지 않습니다. 단지, 그동안 가려지고 숨겨진 것을 걷어 내고 꺼낼 때까지는 일정한 시간이 필요하다는 정도입니다. 천천히 한 걸음 한 걸음 내딛는 게 중요합니다. 예를 들자면, 크고 작은 여러 가지 물건들이 담긴 보자기를 풀 때는 덮어 놓은 포장지를 벗겨 낸 후 보자기 끈부터 풀고 내용물을 위에서부터 하나씩 걷어 내야 내가 찾는 물건을 쉽게 찾을 수 있고 이런 과정이 순서에도 맞습니다. 보자기 매듭을 풀자마자 손으로 마구 헤집어 놓으면 찾는 물건이 섞이거나 파손되어 더욱 찾기 어려워지는 것과 같습니다.

보자기를 풀고 내가 원하는 물건을 찾기 위해서 덜어 내고 정리하며 들어가는 방법처럼 직접적인 실행법 즉 '자율 신경 조절법'에 접근하는 방식도 똑같습니다. 이 방법은 복잡하지도 않고 배우는 게 어렵지도 않습니다.

묶여 있는 매듭을 풀고 위에서부터 쌓인 물건들을 하나씩 걷어 내면 됩니다. 묶여 있는 매듭이란, 내 몸에 대한 고정 관념과 건강을 되살리기 어렵다는 생각 및 정력에 관한 고정 관념을 말합니다. 이 문제의 해결 방법은 증명된 현대 의학 이론으로 이해하기 쉽도록 설명해 놓았습니다. 매듭이 풀리면, 보자기 속에 들어 있는 보물은 다 내 것입니다. 이건 원래 내 소유물이기 때문에 값을 치를 것도 없이 내가 그냥 가지면 됩니다.

사람들이 그동안 보물의 존재를 모르고 살아왔고, 모르고 살아도 불편함을 못 느꼈을 뿐입니다. 아프면 아픈 대로, 건강하면 건강한 대로 내 건강은 타고난 팔자려니 생각하고 무심히 지냈던 것입니다.

간간이 보도 매체를 통한 일반인을 대상으로 하는 건강 관련 정보를 보면, 건강에 관한 단편적인 지식을 전달하는 게 대부분입니다. 물론 연구를 통해 결과를 얻어 보고한 내용이므로 틀린 말은 아닙니다. 그러나 건강의 조합은 '도미노 쌓기'와 같아서 쌓여 있는 구조물의 한쪽이 무너지면 연결된 것들이 순서대로 무너집니다. 무엇을 먹으면 어디가 좋아진다는 단편적인 지식보다는, 연결된 신경 섬유의 본질과 그 신경 섬유가 어떻게 반응하는지를 학습을 통해 미리 알고 있으면 건강을 되찾거나 약해진 기능을 강화할 때 훨씬 유리합니다. 이 책에서는 '도미노 쌓기의 원리'를 알려 줌으로써 독자들이 스스로 자신만의 건강을 되찾는 시도를 할 수 있도록 해 놓았습니다.

9. 성 지식의 음지화 과정

› 내 몸의 능력은 12단 기어가 장착된 최고급 자동차 수준인데, 우리는 살아오는 동안 '1단 전진 기어'와 '후진 변속기'만 사용하면서 앞으로 가고 뒤로 가는 것에 대해 전혀 불편을 느끼지 않고 지금까지 차를 운행해 왔던 것입니다. 그러나 타고난 내 몸이 '12단 기어를 장착한 최고급 승용차'인데, 1단 기어와 후진 기어만 사용하면서 '제대로 내 차의 이점을 다 이용했다.'라고 말할 수는 없습니다.

우리가 알고 있는 옛날보다 훨씬 더 오래된 시절부터 선각자들은 사람들이 자기 능력에 못 미치는 기초 수준의 기술만을 사용하면서 살고 있다는 것을 알고 있었습니다. 이처럼 '인간 능력의 최대치와 비밀'을 알고 있던 선각자들은 후대 사람들에게 건강을 증진하고 스스로 치유하는 방법을 전하기 위해 말이나 글 대신 직접 눈으로 보여 주는 방식을 택했습니다. 종이나 글은 파손·분실되기 쉽고 전달 범위에도 한계가 있었기 때문에, 누구나 볼 수 있고 오래 남는 조형물을 선택하게 되었고, 그 결과 사람들의 통행이 잦은 곳에 남근석과 같은 상징적 조형물이 세워졌습니다. 이러한 조형물은 시대에 따라 형태가 달라지며 이어져 왔고, 절에서 작은 부처님 입상에 물을 부어 물길을 따라 흐르게 만든 구조 역시 링가와 요니 조형물과 같은 맥락으로 이해할 수 있습니다.

링가와 요니, 카주라호 사원 석상 등의 형상들이 말과 글을 통해 발생한 오류를 최소화할 수 있을 것으로 선각자들은 판단하였고 그 결과물의 형태로, 형상화된 석상들이 만들어졌습니다. 이것도 뜻을 후대에 전하고자 하는 다양한 시도의 한 부분이라고 볼 수 있습니다. 오랜 세월을 거치면서 일반인들의 성에 대한 인식도 바뀌다 보니 성과 관련된 건강 증진법은 점점 음지 속으로 숨어들게 되었습니다. 그에 더해, 성을 독차지하려는 집단의 교묘한 방법들이 등장하게 됩니다. 이렇듯 복잡한 시대별 상황과 과정을 거친 현대인의 시각에서 오랜 역사 속의 '성과 관련된 형상물'을 대하면, 성의 말초적이고 저급한 표현법으로 판단하는 경우가 있습니다. 형이상학적 관점에서 볼 때 '개념이 없는 형이하학적 수준'이라며 인간의 기본 가치를 평가 절하시킨 원초적이고 자극적인 성 관련 형상물이라고 판단하는 오류를 범하기도 합니다. 선각자들이 남긴 갖가지 성에 대한 적나라한 표현은, 현대인의 관점에서 볼 때 너무 직접적이고 적나라해서 고상하지 못한 것이라고 판단했던 것으로 보입니다. 그래도 다행인 것은 조형물들을 파괴하지 않고 그대로 두었다는 것에 감사할 따름입니다.

그런데, 현대인의 '성과 관련된 가치와 판단'은 과연 무엇을 근거로 형성된 것일까요?

우리가 어릴 적, 성에 대한 호기심이 많은 사춘기 시절에 성과 관련한 것들을 어깨너머 우연히 보거나 듣고 또는 친구를 통해 알게 되는 것이 성 지식의 전부였습니다.

남이 들을까, 볼까, 들키지는 않을까 마음이 쓰여서 뒤로 숨기고 감추는 과정 중에 나만의 비밀 아닌 비밀이 생기게 되고 그 비밀을 내 마음속에 담아 두고 평생을 안고 가게 됩니다. 이러한 과정을 통해 잘못 주입된 성 관념은, 성에 관한 한 겉과 속이 다른 자아를 만들게 됩니다. 시대마다 엄격히 통제하는 사회적 분위기로 인해 성이나 정력 문제를 밖으로 드러내 놓고 얘기하다 보면 서로의 입장을 껄끄럽게 만드는 면도 있었을 것이고, 그런 나를 누가 손가락질하지는 않을까, 내 체면에 문제가 생기지는 않을까 하는 등등의 여러 가지 걱정도 있었을 것입니다.

이런저런 이유로, 성 이야기를 남들 앞에서 대놓고 이야기하기에는 쉽지 않았을 것입니다. 왜 이런 불문율이 생겼을까요? 성에 대해 직접 언급하거나 다양한 방법으로 표현하는 것은 도덕적인 측면에서 있을 수 없는 행위이며 윤리를 해치고 사회를 병들게 할 수 있으므로 안 된다는 일반적인 금기는 어떻게 만들어졌을까요? 자연 발생적으로 생겼을까요?

성적인 이야기는 남 앞에서 대놓고 하면 안 된다는 사회적 통념이 만들어진 이유를 살펴보면, 다양한 목적을 위해서 특정 계층 사람들이 다분히 '의도적으로 성 문제를 왜곡시켰음'을 알 수 있는 정황들이 곳곳에서 나타납니다. 이로 인해 올바른 성 지식을 통해 얻을 수 있는 '건강 증진 효과에 대한 진실'이 수백 년 아니 수천 년 동안 지워져 버리거나 중간 생략 또는 의도적 회피로 이어지게 되었고 마침내 '성에 대한 진실'은 음지로 숨고 어둠 속으로 사라졌습니다. 오랜 세월에 걸쳐 진행된 성의 진실 왜곡은 놀랍게도 이미 '태초에 시작되었음'을 아랫글을 통해 우리는 알 수 있습니다. 종교적 측면에서 바라보는 올바른 성 지식이란 무엇인지, 언제부터 성 문제가 음지로 숨고 어둠 속에 자리하게 되었는지 그 과정을 간략하게 살펴보겠습니다.

(1) 기독교 관점의 성과 복음

"아담과 하와(아담과 이브)의 관계는 사랑의 관계로서 부끄러워할 필요가 없었다. 그들의 성적 관계는 하나님께서 창조하신 것이었기 때문이다.

그러나 아담과 하와의 타락은 자신들과 하나님과의 관계 단절은 물론, 그들의 결혼 관계 즉 연합 관계마저 단절시켜 버렸다.

남편이 아내를 다스리게 된 것(창 3:16)은 타락으로 인한 관계의 깨어짐을 드러내는 것이다." [1]

인간은 창조될 때 성에 대한 부끄러움을 몰랐으나 사람들의 삿된 생각과 행동으로 인해 성은 왜곡되어 안으로 숨기거나 외면하는 존재가 되었으며, 성과 관련하여 드러내기 싫은 부분은 죄악시하여 음지로 몰아붙였습니다. 그런 과정이 오랜 세월을 거쳐 반복되다 보니 인류가 모여 살기 시

---

1) 최성훈, 『섹스와 복음』, (사)기독교문서선교회, 2016년

작할 즈음에는 올바르고 위대한 '성에 관련된 진리'들이 사라지고 나쁜 것으로 내몰리게 되었습니다. 성의 중간 설명 단계는 흔적도 없이 사라지고 '머리와 꼬리'만 남게 되었습니다. 점잖은 척, 안 그런 척하거나 사회적 또는 윤리적 방편을 써서 자기를 합리화시키고, 말없이 상대방을 압도하는 방법을 통해 "성은 말초적이며 불결하고, 비이성적이기에 건드리면 안 되는 분야"로 매도하게 된 것입니다. 이런 왜곡된 성 문화는 사회적 구조까지 바꾸어 버리게 됩니다. 결국, 남녀 성차별 문제까지 생기게 되었습니다. 여기에서 다시 한 번 최성훈 목사의 저서 『섹스와 복음』의 일부를 인용합니다.

> "뱀에게 먼저 꼬임을 당한 하와를 통해
> 아담이 타락했다는 점을 지적하며
> 유대 사회는 여성의 신분을 격하시켰다.
> 따라서 여성은 남성과 동등하게 대화할 수 없었고, 심지어 자신의 아내와 대화하는 것조차 금지되었다(이상원, 2014).
> 장례식 행렬의 맨 앞에는 여성이 앞장섰는데,
> 여성이 남성보다 타락과 죽음의 운명에 더 가깝다고 생각했기 때문이다."

10. 건강 유지와 정력의 관계

> 좋고, 즐겁고 아름다운 이성 간의 성 문제가 사회적으로 또는 시대 흐름의 오류에 의해 왜곡된 나머지, 성과 관련된 이야기만 나오면 서로 경계하고 천박하게 여기며 상대방의 인격을 의심하는 지경에 이르게 됩니다. 성에 대해 물 흐르듯 자연스럽게 표현하며 상대방의 이야기를 들어 주고

상호 이해하는 과정이 이어지면 결국 내 몸은 건강하게, 좋게, 아름답게 바뀌고 내 마음도 순조로운 방향으로 향하게 되어 내 몸과 마음은 편안하고 안정되며, 결국에는 나를 건강하게 만들어 줍니다.

이런 모든 것들이 가능한 이유는 성기능을 조절하는 신경 줄기가 몸속 오장육부의 기능을 좋게 만들어 주고, 정신을 안정시킨다는 사실이 의학적으로 밝혀졌기 때문입니다. 이 과정을 하나하나 짚어 가면서 그 과정을 쉽고 자세하게 알려 드리겠습니다.

이상에서 살펴본 바와 같이 정신적으로 또는 육체적으로 건강하게 살기 위해서는 정력을 좋게 해 주어야 하는데, 어디를 어떻게 조절하여야 정력도 좋아지고 정신도 안정되며 몸속 내장 기관의 기능까지 좋아지는지 그 방법을 알아보겠습니다.

"몸과 마음의 건강을 유지·회복하거나 개선시키는 방법을 이야기하면서 왜 계속 정력 이야기에서 벗어나지 못하는 걸까요?"라고 생각하시는 분도 계십니다. 이 부분에 관해 설명하겠습니다.

정력을 담당하는 신경은 몸속 깊숙이 자리 잡고 있어서 우리가 만져 보거나 그 기능을 인위적으로 조작할 수 없으며 진행 과정을 확인하는 것은 더욱 불가능합니다. 그러나 너무 감사하게도 우리가 직접 만져 볼 수 있고 기능도 조절할 수 있는, 즉 '내가 보고 만질 수 있으며 그리고 눈으로 확인까지 가능하고 정력을 좋게 해 줄 수 있는 부속 기관'이 있습니다. 누구나 다 알고 있는 이곳에 대해 간략하게 예를 들어 설명하겠습니다.

여러 가닥의 전선과 다양한 기계 부속품들이 들어 있는 TV 속 내부 구조를 우리 몸과 비교하여 설명할 수 있습니다.

TV 속 내부 구조는 복잡한 구조물로 가득 채워져 있으나 TV 밖으로 나와 있는 것은 두 가닥 전선이 연결된 '플러그'뿐입니다. 우리는 그 플러그를 콘센트에 꽂는 단순한 작업을 하는 것만으로도 TV를 켜고 채널을 돌리는 등 정상적으로 작동시킬 수 있습니다. 이와 이치가 같습니다.

사람의 몸도 TV 구조와 다르지 않습니다. 두 가닥 전선 끝의 플러그, 그게 바로 성기입니다. 성기와 뱃속 오장육부는 같은 신경, 즉 부교감 신경의 지배를 받습니다. 손을 댈 수 없는 오장육부의 기능을 좋게 하려면 오장육부와 동일한 신경의 지배를 받는 성기의 기능을 좋게 해서 내가 원하는 결과를 얻을 수 있습니다.

젊음과 정력을 되찾는 방법은 내 눈에 보이는 것을 선택하고 이용해야 결과가 확실합니다.

정력을 개선시켜 준다고 알려진 방법은 밤하늘 별들의 숫자만큼이나 많습니다. 밤하늘의 별은 너무 멀어 다가갈 수 없고, 자고 일어나면 아무런 흔적도 남기지 않고 사라집니다. 반짝이는 별빛에 마음이 끌려도, 수많은 별 중 어떤 것을 택해도 그건 부질없는 것이 되고 맙니다. 그러나 다음 날 밤이 되면 별은 또 그 자리에 어김없이 나타나 반짝이고 있기 때문에, 오랜 세월 동안 속이고 속는 과정이 반복되어 일부 사람들은 현재까지 미련을 버리지 못하고 있습니다.

이것은 보물이 숨겨진 보물 창고 지도가 어딘가에 있을지 모른다고 찾아다니는 것과 다르지 않습니다.

　모든 일이 마찬가지입니다만, 시도하는 일이 착오 없이 이루어지기 위해서는 내가 목적하는 결과물이 바로 내 눈앞에 있어야 하며, 실행 과정에서 이용하기에 불편함이 없어야 하고, 그 과정이 이론적으로 그리고 의학적으로 설명이 되어야 합니다. 대상은 겉으로 드러나서 내 눈앞에 보여야 결과 확인이 가능합니다. 이게 바로 내 눈에 보이는 것을 이용하는 이유입니다.

11. 정력 증강법과 부교감 신경 활성화 방법

　› 정력 증강법과 몸속 장기를 튼튼하게 만드는 부교감 신경 활성화 방법은 동일한 신경 줄기에서 모든 과정이 진행되고 결과가 나타나게 되므로, 정력 증강법과 부교감 신경 활성화 방법을 같은 뜻으로 생각하고 이 책을 읽어도 무방합니다.

　부교감 신경의 기능을 발휘하는 뇌 신경(3, 7, 9, 10 뇌 신경) 중 10번 뇌 신경(미주 신경)은 뇌의 바닥 부위에서 시작되며 귀 뒤쪽 두개골의 구멍을 통해서 밖으로 나와, 목 옆 경동맥 부위를 거쳐서 앞쪽 목 아래쯤에서 몸속으로 들어갑니다. 이후 몸속 오장육부의 기능을 맡아서 관리합니다.

　또 하나의 부교감 신경 기능을 담당하고 있는 것은 척추뼈의 끝부분(엉치뼈, Sacrum)에서 나오는 신경 섬유입니다. 엉치뼈는 엉덩이 뒤쪽 척추뼈 5개가 붙어서 하나로 합쳐진 형태의 뼈가 됩니다(57p. 그림 참고). 5개 천추 신경 중 2, 3, 4번째 천추 신경이 남성의 경우 음경 발기를 유발하고, 여성의 경우 발기와 유사한 음핵 반응과 성교 전 분비액 증가 등의 반응을 일으킵니다.

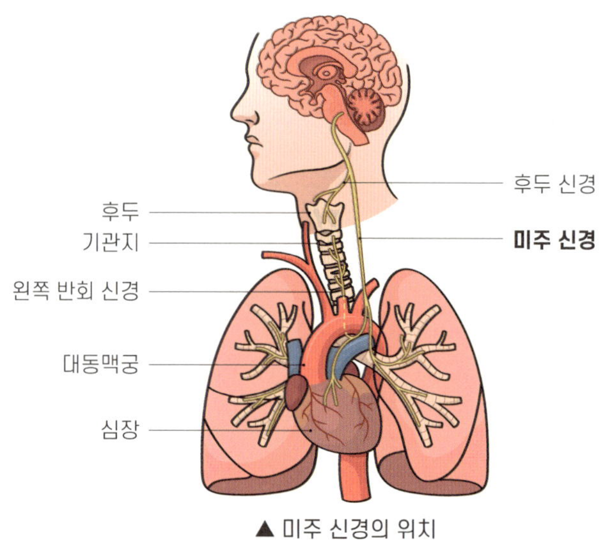

▲ 미주 신경의 위치

미주 신경 경로를 고속도로에 비교하면, 출발지(뇌)에서 시작해서 도착지(척추뼈 아랫부분)까지 연결된 도로에서 일어나는 과정입니다. 생김새는 출발점과 도착점 사이의 고속도로 중간중간에 다른 도시들과 연결되는 간선도로가 뻗어 있는 모습처럼 생겼습니다. 간선도로로 들어서서 달리면 중간 도착지가 나타납니다. 신경 줄기는 마치 거미줄처럼 연결된 도로망같이 생겼으며 우리는 이를 '신경망'이라고 부릅니다.

촘촘히 연결된 신경망 중 어느 한곳에서 아주 작은 변화가 일어나도 뇌에서 즉각 알아채는 전기적 구조이며, 우리 몸속 대부분의 장기 기능을 조절해 줍니다. 기능이 약해진 부분이 생길 경우, 영양분과 산소를 공급해 되살릴 수 있는 구조입니다.

내과 전문 의사들의 교과서 중 하나인 『해리슨 내과학』에는 다음과 같은 내용이 있습니다.

  '발기 부전은 몸속 내장 기관 기능이 무너지기 몇 년 전부터 시작된다.' 라는, 의학적으로 증명된 사실을 우리가 미리 알고 있었다면 대처 방법은 달라졌을 것입니다. *아침마다 음경 발기가 잘 안 되거나 될 때도 있고 안 될 때도 있다면 또는 밤에 '음경 팽창' 기능이 소실되고 발기가 완전하지 못하다면, 그건 '완전한 발기'가 안 된다는 것을 의미합니다. 특히, 아침에 음경 발기가 안 되면 이 증상은 내 몸속의 내장 기능이 무너지기 몇 달 전에 나타나는 경고 증상이므로 이 상황을 놓치지 않는 것이 중요합니다.* 경고를 무시하고 그대로 방치하면 나중에는 혼자의 힘으로는 해결이 안 되는 상황을 초래하게 됩니다. 왜냐하면 정력과 관련된 신경, 즉 부교감 신경은 우리 몸속 오장육부를 담당하고 있으며 심장 박동, 체온 조절, 호흡, 수면, 소화 기능 등 다양한 기능을 맡고 있기 때문에 그 역할에 문제가 있다면 주저 없이 빠른 조치가 중요합니다. 부교감 신경 중 비뇨 기관으로 연결되

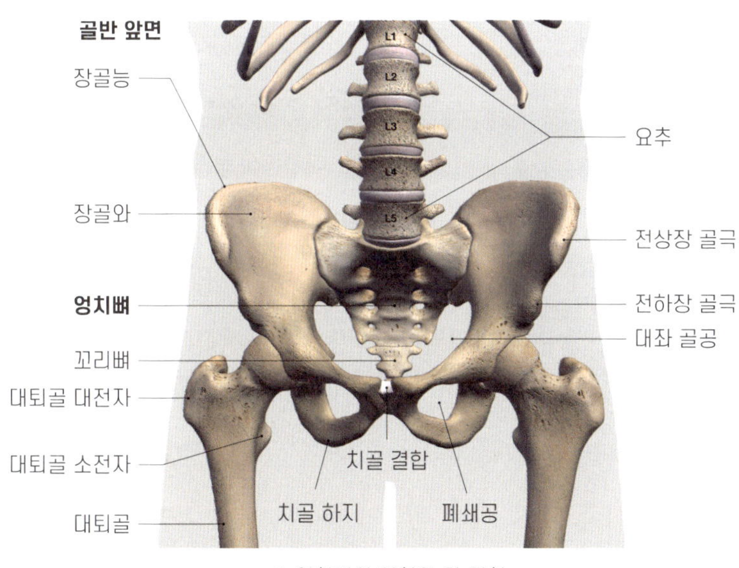

▲ 엉치뼈의 위치와 각 명칭

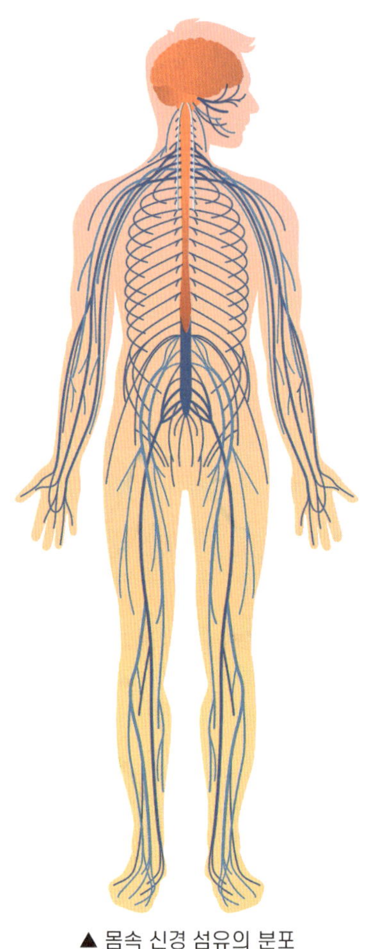

▲ 몸속 신경 섬유의 분포

는 부위의 기능은 우리가 스스로 조절할 수 있다는 것이 매력이기도 합니다. 우리가 스스로 조절할 수 있는 이유는, 말초 신경, 체성 신경(내가 의도하여 움직이는 모든 골격근을 지배하는 신경)에 속하기 때문입니다. 내 몸에서 일어나는 성기능의 약화 증상을 미리 알고 조치하면 정력이 좋아지고, 몸과 마음을 조절하여 정신과 육체가 동시에 튼튼하게 된다는 것이 이 책의 핵심입니다.

12. 발기 부전의 원인 및 문제점

› 선천적으로 집안 내력상 약한 유전자를 타고 태어났거나 본인의 체질상 다른 사람들에 비해 일찍 정력 감퇴가 나타나는 경우가 있습니다. 여기서 말하는 발기 부전이라 함은 적어도 3개월 동안 성생활을 할 수 있을 만큼 음경이 충분히 발기되지 않거나 발기 지속 시간이 정상적으로 유지되지 않는 상태를 말합니다. 후천적으로는 스트레스가 첫 번째 원인으로 꼽힙니다. 생활 습관병, 즉 비만, 당뇨, 고혈압, 고지혈증 증상이 있거나 기관지 천식 등이 또 다른 원인이 됩니다. 이런 질병들은 몸속 조직과 세포에 산소와 영양분 공급이 충분히 이뤄지지 않는 상태를 초래하기

때문입니다.

그 외에도 발기 부전을 일으킬 수 있는 원인 중에는 복용 중인 약이 있습니다. 불안증약이나 혈압약(베타 차단제), 가려움이나 콧물을 없애는 항히스타민제, 이뇨제 등이 원인이 될 수 있습니다.

이처럼 발기 부전의 원인은 다양하지만 결국 성기로 가는 혈액 공급이 제대로 되느냐 하는 문제가 제일 중요합니다. 정력을 담당하는 곳에 혈액 공급이 제대로 안 되면 혈액을 통한 영양분과 산소의 공급이 부족해지게 됩니다. 영양분과 산소 공급이 원활하지 못하면 결과적으로 신경 섬유의 기능도 약해져서 증상이 나타나게 됩니다.

정력이 좋다는 것은 발기가 충분한 시간 동안 완전하게 되고 사정이 제때 이루어지는 것을 의미합니다.

발기는 부교감 신경이 담당하고, 사정은 교감 신경이 맡습니다. 이 2가지 신경이 씨줄과 날줄이 되어 정력 기능을 유지합니다. 발기가 제대로 안 되면 부교감 신경 기능에 문제가 생겼다는 의미인데, 그대로 방치하면 정력이 약해지는 것은 물론이고 똑같은 신경 줄기의 지배를 받는 심장과 폐, 오장육부의 기능까지 약해지게 됩니다.

13. 자율 신경계의 기능 및 신경 줄기와 정력의 관계

› 다음 그림에서 보이는 자율 신경의 기능에 대해 알아본 후, 신경 줄기가 정력과 어떻게 연결되는지 구체적으로 살펴보겠습니다.

사람의 몸은 서로 다른 2가지 신경계가 한 쌍을 이루며, 어느 한쪽으로 치우치지 않도록 균형을 잡습니다.

　한 가지 신경계는 외부 상황에 대처하는 기능이 있고, 나머지 한 가지는 내부 상황에 반응하는 기능이 있습니다.

　외부 상황에 대처하는 기능이란, 몸 외부의 공격으로부터 나를 지키기 위해 반응하는 신경 섬유를 말하며, 내부 상황에 반응하는 기능이란 몸 속의 정상적인 기능을 유지하기 위해 오롯이 내 몸과 마음의 평온을 유지해 건강하게 살 수 있도록 몸속 살림을 꾸리는 기능을 말합니다. 한 쌍을 이루는 2가지 신경계가 어떠한 과정을 통해서 조화를 이루어 균형을 이루는지 조금 더 자세하게 알아보겠습니다.

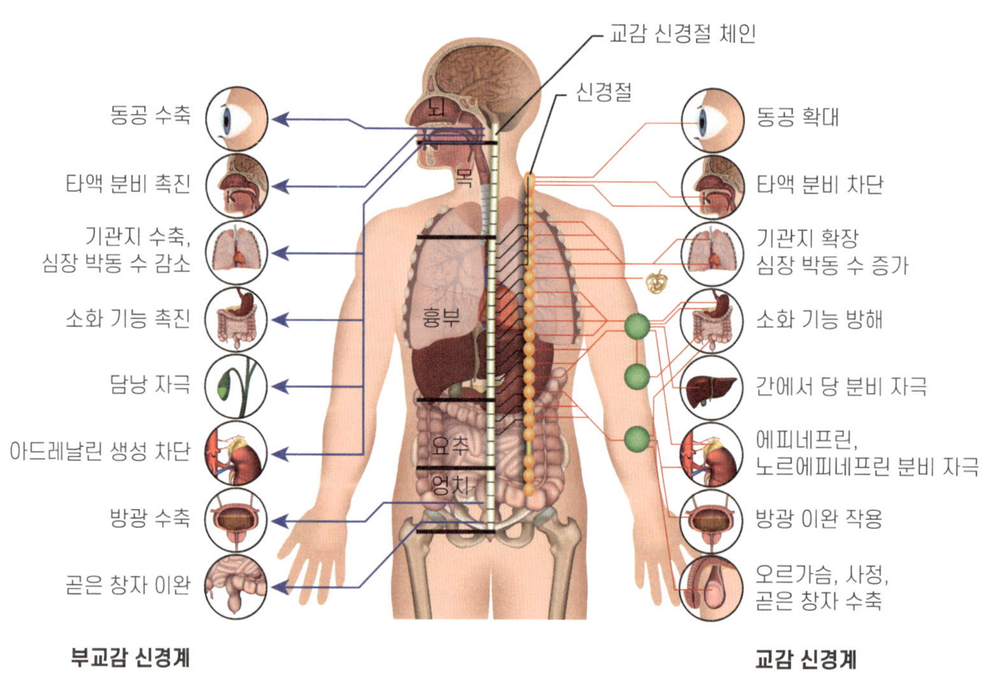

▲ 자율 신경계의 역할

사람은 외부 조건이 안정되어야 몸과 마음이 편안해집니다. 그러나 사람마다 처한 환경과 조건이 다르기 때문에 상황에 맞도록 전방과 후방으로 나누어 각자의 역할을 합니다. 전방 임무를 맡는 신경계를 '교감 신경계'라고 부릅니다. 이와 반대 역할을 하면서 교감 신경과 쌍을 이루는 신경계를 '부교감 신경계'라고 부릅니다. 후방을 맡고 있는 부교감 신경계는 몸속 기능을 조절하여 내 몸이 안정을 유지하도록 하는 임무를 수행하는 신경계입니다.

부교감 신경은 주로 사람의 안정된 상태를 유지하는 기능을 수행합니다. 즉, '편안함과 휴식 그리고 소화' 기능을 담당합니다. 그런데 우리가 관심을 가져야 할 사실은, 이 신경 섬유가 남녀 성기의 '성 자극에 반응하는 기능'을 담당한다는 사실입니다. 주요 역할은 남녀 성기의 '발기'를 담당하는 일입니다. 사람은 배불리 먹고 마음이 편안하면, 성과 관련된 생각을 하게끔 되어 있기 마련인가 봅니다. 그 결과 몸에서 일어나는 반응이 '성적 흥분 현상'인데, 바로 이 부교감 신경 섬유의 기능 때문입니다. "배부르고 등 따시면 마음이 다른 생각을 하기 마련이다."라는 속담은 과학적이고 의학적인 말인 것 같습니다. '옛말 틀린 거 하나 없다.'는 생각이 새삼 듭니다. 이러한 기능을 하는 내부 신경계의 기능을 잘 응용하면, '정신적인 안정을 찾고 먹고 배설하는 소화 기관을 튼튼하게 강화할 수 있으며, 성적인 능력을 좋게 할 수 있다.'라는 의학적인 사실을 이해하고 접근할 수 있습니다.

이제까지 이야기한 것을 현대 의학적인 단어로 말씀드리면, *'뇌-내장 기관-정력'이 '하나의 축'을 이루고 있다는 뜻이 됩니다. 서로 연결된 인체의 축(Axis)을 이용하면 내 몸을 건강하게 유지할 수 있으며, 약해진 곳이 있다면*

원래의 상태대로 회복할 수 있다는 뜻이 됩니다. 이는 현대 의학적으로 밝혀진 사실입니다. 이 부분에 대한 의학적인 기전과 자세한 내용은 제1장 '장-뇌-축(Gut-Brain Axis)' 부분에서 설명하겠습니다. 한의학적 개념도 현대 의학 이론과 똑같은 방식으로 설명할 수 있습니다. 한의학적인 개념, 즉 '정기신' 이론을 이용하면 현대 의학의 개념과 같은 설명이 가능합니다. 이 부분도 역시 제1장에서 자세한 설명을 읽을 수 있습니다. 자율 신경에 대한 개념이 이 책에서 이야기하고자 하는 핵심이므로 이해를 돕기 위해 부연 설명을 드리겠습니다.

자율 신경을 '예전 부모님 세대 형태의 가정'에 비유할 수 있습니다. 지금은 시대가 바뀌어 우리 현대 가정에 비교할 수 없기에 예전 우리 부모님 세대의 가정을 예로 들어 설명하는 것에 대해 이해를 바랍니다.

'자율 신경'이라 불리는 집이 있습니다. 집 안에 사는 아버지 이름은 교감 신경이고 어머니 이름은 부교감 신경입니다. 자식은 많이 낳았으며 자식들은 각자 맡은 일을 열심히 하면서 살고 있습니다. 교감 신경이라 불리는 아버지는 힘을 쓰는 역할을 하며, 부교감 신경이라 불리는 엄마는 집 안의 평화와 안정을 지키는 역할을 맡습니다.

한밤중에 집 안 어디선가 부스럭 소리라도 들리면 아버지는 몽둥이나 야구 방망이를 들고 집 안 여기저기를 살피셨습니다. 지금 생각건대, 아버지도 당시 상황에서는 본인도 꽤 무서웠으리라는 생각이 듭니다. 괜한 헛기침을 하시면서 곳곳을 다니며 여기저기 살피고 확인했던 기억이 납니다. 할아버지가 사시던 시골집에서는 야밤중에 집 안에서 '부스럭' 소리라도 들리면 대문을 미리 열어 놓고 큰소리로, "게 누구냐, 어디서 나는 소리냐.”라고 방 안에서 큰소리를 내서 밤손님이 열린 대문으로 도망갈 수 있도록 선조치를 했다는 소리를 들었습니다.

꼭 야밤중이 아니더라도, 우리 주변의 상황이 무섭거나 나를 긴장시키거나 위험에 빠지게 될 상황이 되면 몸은 본능적으로 그 상황에 대처하기 위해 변화가 일어납니다. 밤에 공동묘지를 갔다고 생각해 보십시오. 머리털이 서고 소름이 돋고 심장이 빠르게 뛰며, 혈압이 올라가고 침이 바짝바짝 마르고 근육에는 힘이 들어가서 누구라도 튀어나오면 바로 때려잡을 만반의 준비를 본능적으로 하게 됩니다. 이런 일을 담당하는 것이 교감 신경입니다.

그러면 부교감 신경 이름을 가진 엄마는 어떤 역할을 할까요? 지금은 세월이 흘러 성평등의 시대가 되었지만 예전엔 그렇지 못했습니다. 아버지가 밖에서 벌어 오신 돈으로 어머니는 자식들을 열심히 키우셨습니다. 밥해 주시고 빨래하시고, 집 안 걸레질에 바느질까지 참으로 고생을 많이 하셨습니다. 이런 일을 맡는 신경 줄기가 바로 부교감 신경입니다.

집안에서 가족 간에 서로 화목하게 지내고 편히 잠잘 수 있도록 챙겨 주시던 예전 어머니 역할을 맡아서 하는 것이 부교감 신경입니다.

태어날 때, 교감 신경과 부교감 신경은 서로 공평하게 역할을 나누게 됩니다. 어쩌다가 여러 가지 급박한 상황이 생기면 교감 신경 역할이 더 많아지고, 급한 문제 해결을 위해서는 혈액이 교감 신경 쪽으로 더 가게 되니까 그때마다 상대적으로 부교감 신경 쪽으로는 혈액이 덜 가게 됩니다. 원래는 어머니, 아버지 역할 비율이 50 대 50으로 배정받은 것인데, 급한 상황을 해결하기 위해 일단 그쪽으로 피를 보내는 일이 잦다 보니 교감 신경 아버지와 부교감 신경 어머니 쪽에 분배되는 혈액량이 결국 60 대 40 또는 70 대 30으로 불공평하게 분배가 이루어지므로, 부교감 신경이 맡는 자녀들 영역의 기능이 떨어지게 됩니다.

부교감 신경은 사람의 몸속에 있는 내장 기관의 기능을 조절하는 역할을 맡고 있습니다. 부교감 신경의 기능이 떨어지면 내장 기관의 정상적인 기능에 문제가 생기게 되고 그런 상황이 바로 해결되지 않고 지속될 경우, 소화기, 순환기, 호흡기, 신경계, 비뇨기 등 몸속 장기에 영양 공급이 제대로 되지 않아서 차츰차츰 문제가 발생합니다.

몸속에 있는 모든 장기의 기능이 제대로 수행되고 있는지 확인하려면 '제일 끝부분에 있는 부교감 신경', 즉 비뇨 기관의 기능을 확인하는 것이 확실합니다. 왜냐하면 비뇨 기관은 일부가 몸 밖으로 나온 부분이 있기 때문에 쉽게 기능 확인이 가능하며, 맨 끝부분에 있는 기능이 제대로 유지된다면 중간에 있는 몸속 내장 기관의 기능은 괜찮을 가능성이 있기 때문입니다. 부교감 신경의 맨 아랫부분은 척추뼈 밑부분(엉치뼈 2, 3, 4번)에 있으며 방광, 요도, 성기 기능을 조절하는 역할을 합니다. 따라서 내장 기관의 기능을 좋게 하고 오장육부 기능을 정상적으로 유지하려면, 부교감 신경 맨 끝부분의 기능이 좋아져야 합니다. 그때 비로소 모든 부교감 신경의 기능이 정상 가동된다고 볼 수 있습니다. 세계 모든 내과 전문 의사 교과서 중 양대 산맥의 하나인『해리슨 내과학』에서, "발기 부전은 몸속 내장 기관의 기능이 망가지기 수개월 전부터 나타나는 증상이며, 사람의 몸속에 문제가 생길 것임을 미리 알려 주는 경고 증상"이라고 이야기한 것도 이 때문입니다.

『해리슨 내과학』교과서(HMP 출판사) 16판 354장 2,655p. 자율 신경계 질환 중 일부 내용을 발췌한 것으로, 한글 번역본 교과서를 참조하였으므로 독자들도 한글 번역본을 이용하여 내용을 확인하실 수 있습니다.

　이를 근거로 이 책에서 제시한 대로, 자율 신경 기능을 개선시키면 어떤 점이 좋을까요?

　첫째, 우울, 불안, 공황 장애 증상을 없애는 데 도움을 주고, 내 마음을 편안하게 해 줍니다. 왜냐하면, 부교감 신경의 기능은 마음을 안정시키는 데 있기 때문입니다. 신경 섬유 끝부분에서 분비되는 신경 전달 물질 중 마음을 안정시키는 성분이 포함되어 있기 때문입니다. 신경 전달 물질에 대해서는 뒤에서 자세하게 설명을 드립니다.

　둘째, 폐, 간, 심장, 식도, 위, 대장 등의 장기 기능을 도와줍니다.

　셋째, 장-뇌-축(제1장 15. 참조)을 통해 대장과 연결된 뇌의 기억 장치(해마)를 조절하여 기억 능력을 도와줍니다. 건망증이나 초기 치매에 효과가 좋습니다. 또한 뇌의 앞부분(전두엽) 기능을 좋게 해 줍니다. 뇌의 앞부분은 기억력, 사고력 등의 고등 행동을 관장하며 다른 부위의 뇌 영역에서 전달되는 정보를 조정해 줍니다. 또한 추리, 계획, 운동, 감정 등 다양한 문제 해결에 관여합니다.

　넷째, 의지대로 움직일 수 있는 수의근, 즉 몸 밖을 구성하는 골격근을 조절하여 근력을 키우고 몸의 균형을 맞춰 줍니다.

　위에서 말씀드린 4가지 기능 외에도 그동안 모르고 지냈던 내 몸의 약해진 기능을 원상태에 가깝게 되돌릴 수 있습니다. 우스갯소리로, "집 나간 순이가 돌아오듯 내 몸의 평화를 되찾을 수 있습니다." 이를 통해 몸이 평화를 찾으면 내 몸이 얼마나 값지고 귀한 존재인지 알게 됩니다. 그동안 이렇게 배우기 쉽고 결과가 좋은 걸 왜 모르고 지냈을까요? 사람들은 왜

'내가 가지고 있는 최고의 방법'은 놔두고 다른 곳에 가서 구하려고 했을까요?

오랜 세월 동안 한의학과 현대 의학을 전공한 전문 의사들 그리고 명상 또는 다양한 방법 등을 통해서 사람의 육체와 정신을 원래의 정상적인 상태로 되돌리려고 노력한 선각자들은 여러 가지 방법, 즉 의학적이거나 건강 증진 목적의 다양한 방법을 개발하여 각자의 영역에서 발전시켰고 현재에 이르렀습니다. 지금 세상이 현대 과학과 최첨단 의학이 발달했다고 하지만 아직 손을 못 대는 병들이 치료할 수 있는 병보다 훨씬 많고, 원인 자체를 모르는 병이 셀 수 없이 많습니다. 어떤 병들은 치료가 된다고 하더라도 후유증 없이 완전한 치료가 되지 않으며, 병의 완전 정복까지는 '한계가 있음'을 모두가 잘 알고 있습니다. 상상 속에서나 가능한 일, 즉 돈 안 들이고 내가 내 몸속 장기의 부족한 부분을 채워 주고 약해진 기능을 원래의 상태대로 되돌릴 수 있다면, 누군들 시도해 보지 않을 이유가 없습니다. 이것은 건강에 관심이 있는 사람들에게는 좋은 일이라고 생각합니다. 물론 의학적이거나 전문적인 영역은 일반 사람들이 손댈 수 없는 영역이지만, 초기에 증상의 기미가 보일 때 스스로 되돌릴 수 있는 부분이 있다면 병으로 진행하기 전에 예방 차원에서라도 약해진 기능을 되돌릴 방법을 찾아 노력해야 할 것입니다.

지금까지 말씀드린 사실에 근거하여 왜 이 책이 정력에 관한 부분을 집중적으로 언급했는지 설명했습니다.

14. 다시 성욕과 식욕의 관계로!

> 그러면, 우리가 살면서 관심이 많은 2가지 부분, 즉 성욕과 식욕에 대해 의학적인 접근 방식을 이용하여 조금 더 자세하게 설명하겠습니다.

성욕의 근원이 되는 정력에 관해 알아보겠습니다. 성 욕구에 반응하는 성기의 발기는 성생활을 유지하는 첫 번째 조건입니다.

남성의 발기 부전 원인은 정신적인 스트레스가 가장 큽니다. 그 외에는 집안 내력으로 정력이 약한 체질의 유전적 요인이 영향을 주고, 생활 습관병, 즉 비만, 당뇨, 고혈압, 고지혈증, 천식, 전립선 비대증 등이 원인이 됩니다.

젊었을 때는 전혀 문제가 없던 중년 이후의 발기 부전은 발기를 위해 생식기에 공급되는 혈액량이 충분하지 않기 때문에 발생합니다. 그 원인을 현대 의학적인 관점에서 자세하게 살펴보겠습니다.

고환은 뱃속에서 콩팥이 만들어질 때 같이 만들어지기 때문에 11주 태아의 고환과 부고환은 콩팥과 함께 뱃속에 위치하며, 태어난 후에도 콩팥, 방광과 고환, 부고환은 같은 신경의 지배를 받습니다. 이 과정을 알면 발기 부전에 대한 문제는 해결됩니다. 따라서 태생기 때의 앞뒤 관계를 이해하면 어떻게 정력을 개선시킬 수 있는지 구체적인 방법을 알게 됩니다.

뇌에서 척추를 거치지 않고 직접 나오는 신경 중 미주 신경(뇌 10차 신경)은 몸속 모든 장기를 관할하며, 척추의 아랫부분 엉치뼈(Sacrum) 2~4번까지 내려오는 천추 신경은 비뇨 기관 기능을 조절합니다. 척추뼈의 아래쪽에 있는 비뇨기의 기능이 정상화될 때 비로소 내장 기관들도 제 기능

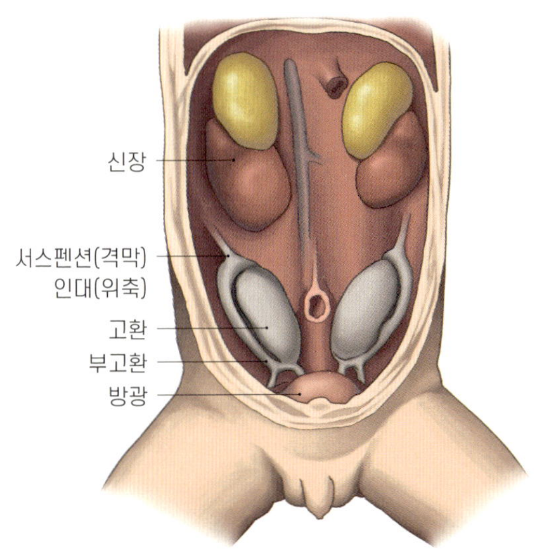

▲ 사람의 태아 11주 때, 비뇨기 계통 장기 모습

이 정상적으로 유지된다는 것을 의미합니다. 정력이 쇠퇴하여 그 기능이 약해지면, 바로 그 위에 위치하는 방광과 전립선 기능이 떨어져서 소변을 참지 못하거나 자주 보게 됩니다. 같은 메커니즘에 의해(미주 신경은 대장 운동에도 관여합니다) 대장의 운동성도 떨어지거나 약해지기 때문에, 나이가 들수록 만성 변비에 시달리는 모습을 우리 주위에서 어렵지 않게 볼 수 있습니다.

(1) 비뇨기 계통과 그 주변의 기능

비뇨기 계통 해부학 그림을 보면서, 그 주변의 기능을 살펴보겠습니다.

다음 그림 양쪽에 노란색 손가락처럼 보이는 신경 줄기는 남녀 비뇨기에 분포하는 척추 신경이며, 이름은 '천추 신경'이고 역할은 부교감 신경이 하는 일을 맡고 있습니다. 위치는 골반 뒷부분에 자리 잡고 있으며, 큰창자(대장) 뒤쪽에 있습니다. 이 신경의 작용은 남자의 성기가 발기하도록 하며, 방광 근육을 이완시켜서 소변을 보게 합니다. 여자의 경우 성적 자극 시 음핵을 충혈시키고 자궁 근육을 이완시키며 혈관을 확장시켜 성교 전 분비액이 나오도록 합니다. 이런 일련의 과정은 나이가 들어감에 따라 기능이 약해지며 성기능 장애로 나타나게 됩니다. 이어서 내장 기관의 기능

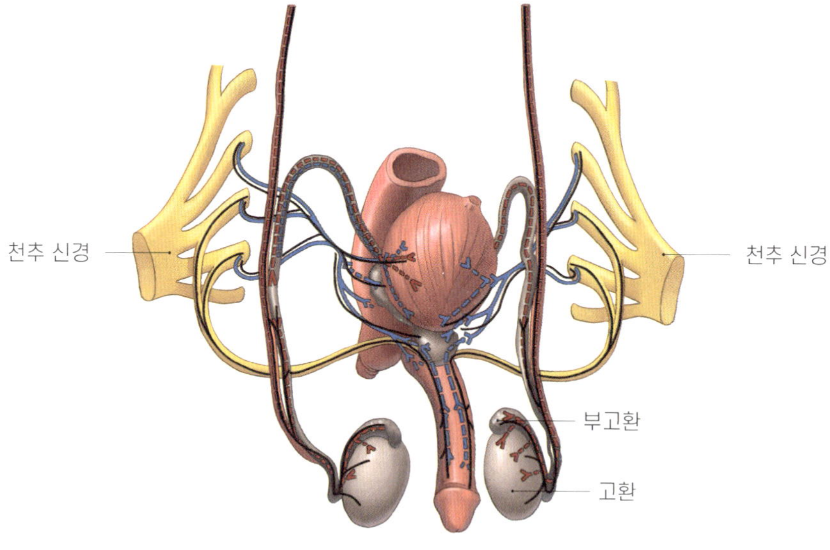

▲ 남성 생식기의 조절 신경 섬유

이 약해지고, 수의 운동 근육이 퇴화하면서 우리 몸의 기능은 겉과 속이 모두 노화 과정을 밟게 됩니다.

이러한 과정을 되돌리고 늦추는 방법을 이용하여 몸속 내장 기관과 몸 밖의 성기능을 유지하거나 복원하여 정신과 육체 모두를 건강하게 유지할 수 있습니다.

먼저 남성과 여성의 성기능이 어디서 어떤 과정을 거쳐 진행되는지 알아보겠습니다.

직접적인 성적 자극이 생기거나 정신적 자극으로 부교감 신경이 활성화되면 위 그림에서 '노란 손가락'처럼 생긴 천추 신경이 성적인 자극에 반응을 하게 되고 그 자극에 의해 '산화 질소'라고 부르는 물질이 성기로 가는 음경 혈관을 확장시켜서 평소의 6~8배 증가된 혈액을 성기 쪽으로 보냅니다. 남성의 경우 가느다란 혈관이 늘어난 혈액의 양에 의해 굵어지고 일단 늘어난 혈관 속으로 들어온 혈액은 정맥 혈관 내 밸브 기능에 의해 빠져나가지를 못하게 되어 결과적으로 성기의 크기가 커지고 경직되면서 발기가 됩니다. 여성의 경우에는 성기 주변으로 혈액의 흐름이 증가하여 음핵이 커지며 성기로 유입된 늘어난 혈액의 구성 성분 중 하나인 투명하고 미끈거리는 혈장량의 증가로 인해 성교를 원활하게 하기 위한 분비물이 많아집니다.

그러나 산화 질소는 대기 중에 노출되면 불안정해져서 금방 사라지므로 먹는 것으로 직접 공급할 수는 없습니다. 최근 산화 질소를 만들어 내는, 산화 질소 전 단계 성분이 들어 있는 건강 보조 식품들이 시판되고 있으며, 여러 나라에서 안정화 상태의 산화 질소를 개발하여 특허를 내고 건강 보조 식품으로 판매하고 있습니다. 효과가 일시적일 수 있으며 외부에서 공급할 경우 사람에 따라 내성이 생기기도 합니다. 그러나 외부에서 공급되는 산화 질소가 어느 정도까지 기능을 발휘하는지 또는 그 효과가 얼마나 지속되는지는 확실치 않습니다. 몸속으로 들어가서 효과가 있음은 증명되었으나 투입 용량 대비 효과가 일정하게 나타난다는 증거가 없기 때문에 건강 보조 식품으로 허가가 나는 것입니다. 내 몸 밖에서 치료 목적의 성분을 내 몸에 공급하여 기대한 만큼의 일정한 효과가 실험 결과로 증명이 된다면 그것은 약품으로 허가를 받게 되지만, 실험 결과로 볼 때 효과는 있으나 약물처럼 용량 대비 결과가 일정하게 나타나지는 않으므로, 현재까지는 산화 질소가 약품으로 인정받기는 쉽지 않다고 생각합니다. 내 몸의 기능과 능력을 잘 알고 이해해서 약물이나 건강 보조 식품의 도움 없이 의학적 이론으로 증명된 방법을 실행하면, 내 몸에 대한 안전성이 보장되고 부작용 없이 놀라운 결과를 얻을 수 있으며 남성과 여성 모두에게 똑같이 효과를 얻을 수 있습니다.

이런 좋은 결과를 얻을 수 있는 방법에 대해 알아보겠습니다. 먼저 간단한 의학적 지식 중 비뇨기 계통에 대한 구조를 아는 게 도움이 됩니다.

① 남성의 생식 기관에 대한 해부학적 구조와 생리학적 기능

남성의 생식기에는 음경과 음낭, 고환, 부고환, 정관, 정낭 및 전립선이 있습니다.

고환	고환 속 정소(Testis)에서는 정자와 남성 호르몬인 테스토스테론이 만들어짐
부고환	고환 윗부분에 위치하며 정자를 성숙시킴
음낭	◦ 고환을 싸고 있는 주머니 ◦ 외부 온도보다 1℃ 정도 낮은 상태가 유지되어 정자 생성 조건을 좋게 함 ◦ 고환과 부고환을 외부로부터 보호
정관	◦ 부고환에 연결된 가늘고 딱딱한, 속이 비어 있는 다소 굳은 국수 모양의 관 ◦ 부고환 속 정자를 운반하는 관
정낭	◦ 정관 끝부분에 주머니 모양으로 달림 ◦ 정소에서 만들어진 정자, 정낭 및 전립샘의 분비물이 섞여서 정액이 됨

정액은 성분 중 정낭 분비물이 70%를 차지하며 알칼리성의 다소 끈끈한 액체입니다. 정자의 생존율을 높이기 위해 여성의 질 속과 남성 요도의 산성화 산도를 중화시킵니다. 정자는 과당(Fructose)에서 에너지를 얻으며, 이는 정자의 운동성을 유지시키는 작용을 합니다.

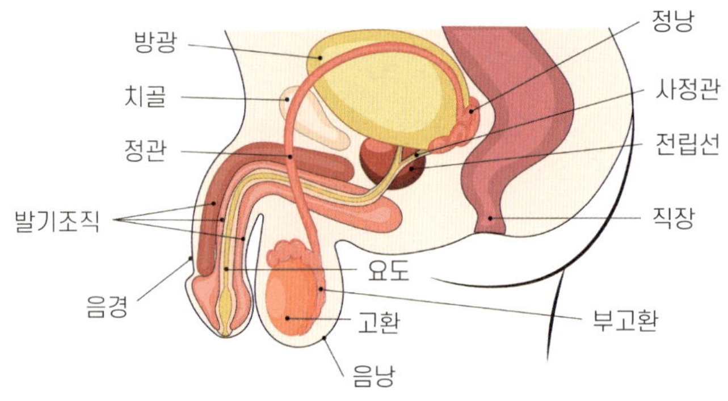

▲ 남성의 생식기 구조

　정낭 분비 액체는 끈끈하고 굳는 특성이 있어서 정자 배출 후 여성 질 내부에 정액이 잘 달라붙게 하는 작용이 있습니다. 스트레스에 의해 정력이 약해지고 기능이 쇠약해지거나 노화에 의한 반응으로 정력이 약해지면, 정액 생산 기능이 약해지고 부속 생식 기관인 전립선의 기능도 약해져서 소변을 참지 못하고 실수를 하게 되며, 밤에 잠을 자다가도 자주 소변을 보게 되어 깊은 잠을 취하지 못합니다. 다음으로 나이가 많아져서 나타나는 전립선의 변화를 알아보겠습니다.

　○ 노화에 의한 전립선의 변화(정력 감퇴 후 전립선 비대증)

　정상적인 전립선 크기는 호두 알 크기 정도이며, 20mL 용적입니다. 전립선 비대증의 증상으로는 소변 줄기가 가늘어지고 소변 줄기가 중간에 끊어지기도 합니다. 소변을 볼 때 시원한 감이 없고 힘을 주어야 소변이 나옵니다. 소변이 자주 마렵고 참기가 힘들어 밤에 자다가 여러 번 깨서 소변을 봅니다.

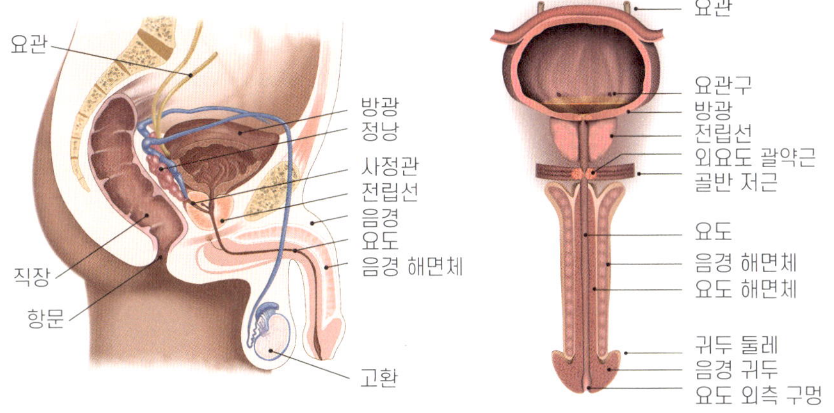

▲ 남성 생식기의 각 부위별 명칭

이러한 여러 가지 증상들의 원인은 정력이 쇠퇴한 이후에 성기에 혈액 순환이 원활하지 않아서 전립선을 포함한 주변 비뇨기에 산소 공급이 제대로 되지 않아 생기는 증상입니다. 정기적인 발기와 사정이 지속되면 혈액이 원활하게 공급되고 조직에 산소와 이산화탄소 교환이 원활하게 이루어져서 이런 현상은 생기지 않게 됩니다. 전립선 비대증이 생기기 수년 전에 발기 부전이 생기게 되는데 이때 미리 손을 쓴다면 전립선 비대증을 예방할 수 있습니다. 손을 쓰지 않고 세월에 맡기고 방치하면 전립선 비대증의 빌미가 되는 부교감 신경의 약화로 인해 발기 부전과 전립선 비대증뿐 아니라 대장 운동의 약화로 변비가 심해지고 위장 장애가 생겨서 소화가 잘 되지 않고 더부룩하며

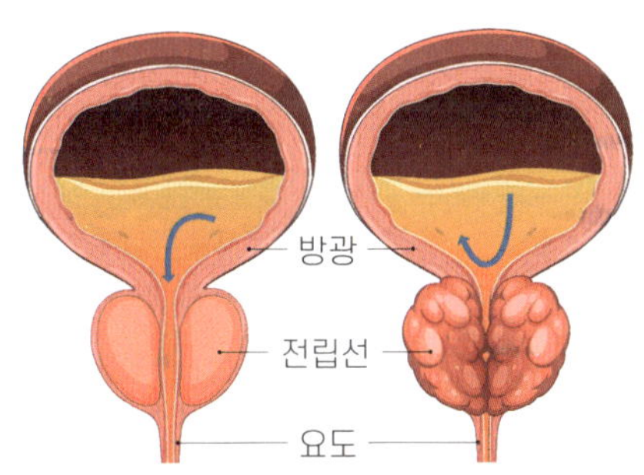

정상 상태의 전립선 　　비대 상태의 전립선

▲ 전립선의 변화

가스가 차는 증상이 생깁니다. 또한 간의 해독 기능 약화로 술을 마실 수 있는 양이 줄고 숙취가 심해지며 신장 기능 저하로 몸이 쉽게 붓는 등의 증상이 이어집니다. 나이가 듦에 따라 자연스러운 현상으로 볼 수 있으나 자기 스스로 노력하는 것으로도 충분히 예방과 치료를 할 수 있다는 게 중요합니다.

여러 가지 원인에 의해서 생기는 인간의 퇴행성 변화 및 내장 기관의 기능 약화를 방지하기 위해 인류가 오랜 세월에 걸쳐 다양한 방법을 통해 부단한 노력을 해 왔습니다. 어떤 경우는 당시 유행하는 종교의 힘을 빌리기도 하고 유사 종교의 형태를 띠는 방법을 이용하는 등의 다양한 방법을 통해 해결하려고 노력해 왔으나 인도의 카주라호 석상의 비밀, 카마 수트라(한국의 삼국 시대 즉 서기 1~7세기 중간쯤에 해당하는 시기인 서기 4~6세기경, 고대 인도 '밧샤야나'가 쓴 산스크리트어 문학 작품으로 성적 격언 또는 습관에 관한 내용을 담고 있다), 중국의 '방중 양생술' 관련 책자에서도 성과 관련된 설명을 하였습니다. 그러나 시대가 오래 전인 만큼 과학적인 설명이 불가능하고, 요즘처럼 원인과 과정 그리고 결과를 의학적으로 증명을 할 수 없었기에 큰 성과는 얻을 수 없었습니다. 그러나 현대 의학 이론을 바탕으로 모든 것이 과학·의학적으로 설명이 되었습니다.

② 여성의 생식 기관에 대한 해부학적 구조와 생리학적 기능

여성의 경우 해부학적 구조에서 남성과 차이는 있으나 부교감 신경에 여성의 성기가 영향을 받고 작용하는 과정은 똑같습니다.

양쪽에 노란색 손가락처럼 보이는 신경 줄기는 여성 비뇨기에 분포하는 등쪽에 있는 척추 신경을 나타내며, '천추 신경'이라고 부릅니다. 하는 일

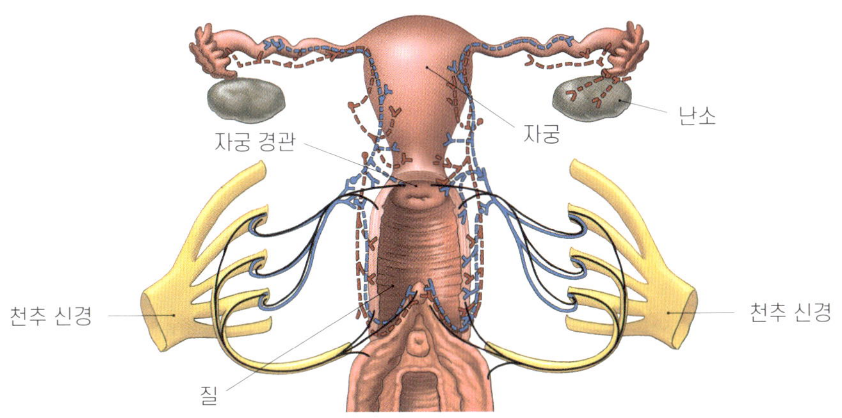

▲ 여성 생식기 조절 신경 섬유

은 부교감 신경 역할을 맡고 있습니다. 위치는 허리 밑에 있는 꼬리뼈 위쪽, 큰창자(대장) 뒤쪽에 있습니다. 엉치뼈 부분의 부교감 신경이 자극을 받으면, 방광 근육을 이완시켜서 소변을 보게 합니다. 성생활을 위한 과정에서 성적으로 흥분이 되면, 이 신경이 자극을 받아서 혈액량이 늘어나며 자궁 근육은 이완되고 성 관련 부분의 혈관이 넓어져 혈액 순환이 증가하게 됩니다. 늘어난 혈액의 구성 성분 중 한 가지인 혈장이 삼투 현상에 의해 혈관 밖으로 나오게 되며, 이는 성교 전 미끈거리는 분비액 역할을 하여 성교가 잘 이루어지도록 합니다.

이러한 일련의 과정은 나이가 들어가면서 성생활이 뜸해지기 시작하면 그때쯤 폐경기 증후군의 증상이 나타나기 시작합니다. 얼굴이 벌겋게 달아오르고 땀이 많이 나며 더워서 부채질을 해야 할 정도가 되기도 하고 가슴이 두근거리는 증상이 나타납니다. 이러한 일련의 증상을 '폐경 후 증후군'이라고 부릅니다. 이때쯤 고혈압 등의 질병이 생기고 이 시기를 거치고 나면 세월의 흐름에 따라 서서히 내장 기관의 기능이 약해져 몸은 노화 과정을 밟게 됩니다. 이 과정은 정상적인 노화 현상이며 누구나 겪게 되는 정상적인 과정입니다. 그러나 약물을 사용하지 않고 비침투적인 방법으로 노화 과정을 늦출 수 있다면, 시도해 보지 않을 이유는 없습니다. 몸속 내장 기관을 보호하고 치매를 예방하며 몸의 기능을 정상 유지해 정신과 육체 모두를 건강하게 유지할 수 있습니다.

여성이 폐경기가 오기 전에 성적인 장애를 겪는 경우 이를 성기능 장애로 판정할 수 있으며 이 때문에 정신적으로 문제가 되는 경우가 적지 않습니다. 여성의 성기능 장애에 대한 원인과 과정을 알아보겠습니다. 성기능이 정상적인 경우 성적으로 흥분이 되면 혈액이 음핵과 질 쪽으로 전해져 혈액의 흐름이 증가하게 되는데, 혈관에 병이 있거나 혈액의 흐름이 충분하지 못할 때에는 질에서 윤활 물질이 제대로 분비되지 않아 성교 통증을 느끼는 경우가 있습니다. 극치감(오르가슴)에 도달하기 위해서는 척추에서 나오는 교감 신경(남성의 경우에는 사정을 담당하는 신경)이 잘 작동해야 하는데 척추, 특히 골반 부위 척추뼈를 다친 여성은 극치감 장애가 생기기 쉽습니다.

여성 성기능 장애도 남성의 발기 부전과 마찬가지로 자율 신경의 기능 부전에서 오게 됩니다. 여성 성기능 장애는 성욕 이상, 성 흥분 장애, 성교 시 통증, 극치감 약화로 분류합니다. 여성 성기능 장애의 원인은 성과 관련된 정신적 트라우마 또는 환경적 스트레스에 의해 유발되기도 하며, 동맥 경화에 의한 심혈관 질환, 호르몬 관련 질환, 고혈압, 신경 질환, 흡연 외에 성적 학대, 생활 스트레스, 술, 수면제, 알레르기약이나 이뇨제, 고혈압약의 장기 복용이 원인이 될 수 있습니다. 여성 성기능 장애는 다음 3가지로 나뉩니다.

성욕 감소	호르몬에 이상이 있을 때, 성욕이 아예 없거나 성 활동의 반복성이 줄어듦
성 흥분 이상증	성적으로 전혀 흥분이 안 되는 경우로 극치감 소실
성 통증 이상	성교가 아닌 성적 자극에 의해서도 생식기 통증이 반복적으로 나타나는 경우

특별한 치료법이 개발되지 않았으며 여성 호르몬, 에스트로겐 보충제 사용이 도움을 줍니다. 이는 질이 위축되거나 성교 시 통증의 감소, 음핵의 민감도 개선에 도움을 주며 약을 먹는 것보다 국소적 사용법이 전신 영향을 주지 않아서 선호되고 있습니다.

남성과 여성 모두에게 정신적·육체적 원인이 아니더라도 성과 관련된 부위는 나이가 들어감에 따라 기능이 서서히 약해지며 성기능 부전으로 이어지게 됩니다. 이어서 천천히 내장 기관의 기능도 약해지고 최종적으로 온몸의 기능이 노화 과정을 밟게 됩니다.

이 과정은 누구나 겪는 정상적 노화 과정이라고 이야기할 수 있습니다. 사람이면 누구나 남들보다 노화가 조금이라도 천천히 진행되기를 바라는 욕심을 갖게 마련입니다. 앞으로 과학이 더 발달하고 의료 기술이 진일보하면 몸속 내장 기관의 기능도 제대로 잘 유지되고, 소화 기능이나 심폐 기능도 정상으로 유지되어 젊음을 오래 유지하는 것이 가능할 것이고, 성기능이 약화되지 않고 그대로 유지되어 젊을 때의 활력을 유지할 수 있는 시대가 오지 않을까 생각을 해 봅니다. 이 대목에서 중요한 점이 하나 있습니다. 의학적으로 밝혀진 바에 의하면, 남성과 여성 모두에게 심장과 폐, 위, 간, 신장 등 내장 기관과 비뇨 생식기는 모두 부교감 신경에 의해 조절됩니다. 그 관계를 잘 이해하고 활용하면 누구나 바라는 것, 즉 몸을 젊게 해 준다거나 몸속 장기의 기능을 원활하게 해 준다는 어떤 약이나 건강 보조제보다 월등한 효과를 얻을 수 있다고 생각합니다. 이게 현실화 된다면 우리의 건강한 삶이 보장될 수 있습니다.

15. 뇌 기능 회복법 개요

› 질병이나 노화 문제로 인해 약해진 뇌 기능을 정상으로 되돌리고 싶 다는 바람은 인류가 존재할 때부터 현재에 이르기까지 오랜 시간 해결되 지 않는 문제들 중 하나였습니다. 그래도 한 가지 다행인 점은 인간은 기 계나 컴퓨터처럼 일정 주기마다 부속품을 교체하거나 업그레이드하지 않 아도 된다는 사실입니다. 그렇다고 하더라도 인간 수명이 점점 길어지는 시 대에 살고 있는 우리는 나이에 따른 몸속 장기의 기능 저하 문제를 걱정 하지 않을 수 없습니다.

이러한 이유로, 현대 의학이나 뇌 과학에 거는 사람들의 기대는 날로 커 질 수밖에 없습니다. 이 시점에 이르러, 뇌의 기능을 정상화하고 몸을 건 강한 예전 상태로 되돌리기 위한 신뢰할 수 있는 과학적이고 현대적인 좋 은 방법들이 다양하게 계발되고 있습니다. 그중에서 육체와 정신의 지휘 본부 역할을 하는 뇌 기능 회복에 도움을 줄 수 있는 몇 가지 방법에 대 한 개요를 알아본 후 항목별로 자세히 설명하겠습니다.

(1) '마이크로바이옴(Microbiome)'을 이용한 장-뇌-축 활성화 방법

장과 뇌는 서로 간 정보를 교환하며, 이는 전용 도로 또는 전용 축을 통해 이루어집니다. 이를 '장-뇌-축(Gut-Brain Axis/Pathway)' 또는 '뇌-장-축'이라고 부릅니다. 최근 의과학적으로 밝혀진 사실에 의하면, 장과 뇌는 전용 축 또는 전용 도로에 의해 연결되며, 서로 간의 정보를 교환하여 몸에 유리한 쪽으로 반응을 일으킵니다. 장-뇌-축을 이용하여 약해진 장 기능도 튼튼하게 하고 면역력도 높여 잦은 감기, 배탈 증상도 완화시키고 건망증이나 기억력 약화 등의 증상을 없앨 수 있는 방법에 대해 각론에서 자세하게 설명하겠습니다.

(2) 기본 모드망 이용법(불이행 모드 네트워크, Default Mode Network)

누가 나에게 복잡하고 어려운 일을 시켰을 때 내가 할 수 없는 일, 즉 내 능력을 벗어나는 일이라고 판단되면 사람은 더 이상 그 일을 하지 않고 손을 뗍니다. 집요하게 또다시 그 일을 나에게 강요해도 나는 이미 딴 동네 사람이 된 듯 생각을 놓아 버립니다.

뇌에서 나를 지키기 위한 이런 특수한 기능은 나 자신을 보호하거나 내가 다음에 내게 주어질 일을 할 수 있는 능력을 확보할 수 있게 해 줍니다. 뇌가 무엇인가를 실행하기 위해 열심히 일을 할 때 이 부분은 작동을 멈춰 일을 하지 않고 가만히 있습니다. 그래서 '불이행 모드 네트워크'라고 부르는 것입니다. 작동을 멈추는 이유는 나 스스로를 지키고 나의 정체성을 확립하면서 내가 누구이며 주변과 어떻게 협력하고 살아가야 하는지를 담당하는 곳이기 때문입니다. 내가 스스로 나를 지킬 수 있도록 보장해 줍니다. 이런 멋진 기능이 뇌 속에 존재한다는 사실은 비교적 최근에 의학계에서 증명이 되었습니다. 이는 사진, 즉 뇌 특수 MRI(핵자기 공명 뇌 촬영법)에 의해 눈으로 확인이 가능합니다.

뇌의 앞, 옆, 뒤쪽에 담당하는 부위가 각각 위치하며 서로 간의 네트워크를 형성하여 정보를 공유합니다. 마치 기업에서 바쁘게 일이 진행될 때 일하는 사람들의 권익을 위해 활동하는 부서와 같다고 생각해도 무방할 것입니다. '불이행 모드 네트워크'의 뜻은 뇌가 유기적으로 바쁘게 작동을 하더라도 그 일에 관여하지 않고 손을 뗀 상태에서 '오로지 나를 지키기 위한 것'에 관심을 갖는 곳이라고 생각하면 됩니다. 그래서 이름도 독특하게 '불이행 모드 네트워크'입니다.

사람이 아침에 눈을 뜨고 일어나서 잠잘 때까지 뇌는 최대의 원하는 효과를 얻기 위해 바쁘게 활동합니다. 그런데 이 바쁜 와중에 일을 안 하고 가만히 쉬고 있는 뇌 부위가 있다는 사실은 불과 얼마 전에 밝혀졌습니다. 저자가 의과대학을 다닐 때는 이러한 사실이 밝혀져 있지 않았습니다. 편히 쉬는 기본 모드, 즉 '불이행 모드 네트워크'가 작동되면 사람의 뇌는 쉴 수 있는 틈새 공간이 마련되며, 집단으로 이루어지는 삶 속에서 '나'라는 존재감을 잃지 않고 지킬 수 있는 터전을 마련해 줍니다. '나만을 위한 공간'이 뇌 속에 만들어져 있다는 사실만으로도 사람은 위안을 받을 수 있습니다. 나를 위한 이곳을 효과적으로 이용하는 방법을 이 책에서 알려 드립니다.

(3) 피질 호문쿨루스 이용법(코르티컬 호문쿨루스, Cortical Homunculus)

사람은 기본적·본능적 기능을 갖고 태어나지만, 학습을 통해서 더 많은 기능과 역할을 할 수 있습니다. 이를 위해 우리는 새로운 것을 익히고 배우며 삶의 질을 높여 갑니다. 몰랐던 것을 알게 되고 하지 못했던 것을 하게 되면서 사람은 누구나 좀 더 높은, 좀 더 넓은, 좀 더 빠른 무엇인가를 위해 노력합니다. 이것이 가능한 이유는 '뇌의 무한한 가능성' 때문입니다.

뇌 과학에 근거하여 뇌를 계발하는 방법과 이론이 캐나다 의사에 의해 밝혀졌으며, 이 이론은 현대 뇌 과학 분야에서 높은 위치를 차지하고 있습니다. 기억력을 좋게 하는 방법이나 건망증 증상의 호전법, 코골이, 격한 성격을 누그러뜨리는 방법, 충동적 성격 완화법 등의 실행법을 뇌 과학 이론에 근거하여 쉽게 설명을 드리겠습니다.

(4) 잡념 제거법, 잡념 방치법

정신 수련이나 마음 다스림에 관심이 많은 분들이 접하는 명상 수련이나 요가, 단전 호흡 등에서 제일 관심을 두고 수련하는 부분이 바로 잡념에 관한 것입니다. 이를 없애거나 줄이고, 원하는 만큼 정신을 집중해서 몸과 마음을 편안하게 하기 위한 목적으로 시작하는 경우가 많습니다. 이 책에서도 같은 목적입니다. 다만, 실행 방법에 있어서 기존의 방법과 차이가 있습니다. 그것에 대해 자세하게 알려드립니다.

(5) 뇌 기능 회복법의 실행 방법

뇌는 우리 몸의 지휘부이며 정신과 육체를 통제하고 관리하는 역할을 합니다. 신체의 균형을 유지하며 몸의 안과 밖에서 발생하는 문제에 관해 해결책을 찾아 다양한 생각을 해서 뜻하는 바를 알아차리고 기억하는 등 모든 작업을 맡아 처리합니다. 우리가 느끼는 감정, 즉 기쁨과 슬픔, 화냄과 즐거움을 인식하고 적절하게 표현하며 교류하고, 근육과 뼈를 이용하여 원하는 신체적 목적을 달성할 수 있도록 명령을 하달하며, 내장 기관의 기능을 통제하여 심폐 기능 및 몸속 오장육부가 적절히 운영될 수 있도록 조정합니다. 상상 이상의 다양한 일들을 맡아서 하는 만큼 그 영역의 복잡성은 신비로울 정도입니다. 이런 다양하고 복잡한 과정의 일을 뇌 혼자 단독으로 맡아서 처리하는 것은 아닙니다. 몸은 뇌와 척추에 있는 중추 신경과 온몸에 퍼져 있는 말초 신경계(운동 신경+감각 신경, 체성 신경 +자율 신경)와의 유기적 관계에서 일을 분담하여 처리함으로써, 우리는 건강하게 살아갈 수 있습니다.

• 장-뇌-축(Gut-Brain Axis or Pathway) 마이크로바이옴 이용법

뇌와 창자는 '장-뇌-축(또는 뇌-장-축)'이라는 전용 도로를 통해서 서로 연결되는 축이 존재합니다. 이는 뇌와 장은 서로 간 정보를 공유한다는 뜻입니다. 장을 튼튼하게 만들어 주는 마이크로바이옴의 개념을 알게 되면 '장-뇌-축(또는 뇌-장-축)'이 왜 중요한지 그 의미를 알 수 있습니다. 내 몸속에 사는 미생물 집단, 즉 마이크로바이옴은 우리 몸에 독성이 없이 존재하는 미생물군을 의미합니다. 마이크로바이옴은 '총알이 없는 총'을 들고 있는 대항군과 같습니다. 몸속에서는 이들을 대상으로 모의 전투 훈련을 할 수 있으며, 훈련 경험이 많아짐에 따라 대처 능력이 향상되고, 다양한 경험이 쌓여 균에 대한 대처 방법도 다양해지며 테크닉이 늘어나는 만큼 균에 대항하는 신경 섬유의 수도 늘어나게 됩니다. 신경 섬유 끝에서 분비되는 신경 전달 물질의 분비량이 늘어난 신경 섬유 수만큼 많아지게 됩니다. 신경 전달 물질이란 앞서 말씀드린 바와 같이 신경 섬유 끝에서 분비되는 물질을 말하며, 이 물질은 '신경 섬유와 연결된 근육'이 작동하도록 발동을 걸어 주는 방아쇠 역할을 하여 신경에서 전달된 정보가 근육의 움직임으로 나타나도록 하는 역할을 합니다. 이 결과로, 장이 튼튼해지는 것은 물론이고 '장-뇌-축'을 통해서 장의 개선된 상황이 뇌에 전달되고 그에 걸맞게 뇌에서도 기능 개선이 이루어져서 장과 뇌는 서로 균형을 맞춥니다.

몸속 내장에서 일어나는 일련의 과정은, 척추를 통하지 않고 뇌에서 직접 나오는 12개의 뇌 신경 중 10번째에 해당하는 미주 신경에 의해 이루어집니다. 10번째 미주 신경은 다음과 같은 역할을 합니다.

미주 신경	◦ 부교감 신경의 역할(휴식과 소화) ◦ 기능이 좋아질수록 → 신경 섬유 끝부분에서 나오는 신경 전달 물질이 더 잘 분비됨 → 신경 전달 물질은 연결된 근육을 활성화 → 기능을 더 좋게 함 → 과정의 반복 → 신경 섬유의 수 증가 → 혈관과 신경 섬유의 더 많은 증가 → 퇴화하거나 잃어 버렸던 예전 기능이 되살아남 → 과정의 반복 → 교환되는 정보의 증가 → 신경 섬유 주변이 더욱 활성화

뇌에서 직접 나오는 신경 중 10번째 뇌 신경인 미주 신경이 활성화되고 역할이 강화됨에 따라서 10번째 신경 섬유의 자식들에 해당하는 몸속 소화 기관, 즉 식도, 위, 소장, 대장 및 심장과 폐, 기관지, 신장, 간 등 내장 기관도 기능이 좋아지게 됩니다. 물론 10번째 뇌 신경인 미주 신경은 몸의 전체적인 지휘 계통을 잘 알고 있기 때문에 항상 주변과 조화를 이루며 기본 원칙을 거스르지 않습니다. 즉, 몸의 외부 상황 변화에 즉각 대응하는 교감 신경계와 균형을 맞추어 가면서 반응하므로, 교감 신경계가 안정적인 조건일 때 부교감 신경계도 능력을 최대한 발휘할 수 있습니다.

사람의 몸은 외부 조건과 내부 조건이 항상 균형을 이루고자 노력을 하는데, 의학계에서는 이를 '생체 항상성'이라고 부릅니다. 이 책에서는 미주 신경을 중심으로 사람의 몸속에서 일어나는 현상에 대해 알아보고, 약해진 몸을 정상으로 되돌릴 해결 방법에 대해 알아보겠습니다.

'휴식과 소화를 담당하는 부교감 신경'의 의미는 안정적 상황에 대한 표현일 뿐입니다. 휴식과 소화 이외에도 훨씬 더 많은 역할을 맡고 있습니다. 즉, 심장이 뛰고 호흡을 하며 몸의 안과 밖에 평온함을 유지하는 역할을 맡고 있습니다. 그중에서도, 사람의 일과 중 제일 중요한 것은 먹는 일입니다. 옛말에 '금강산도 식후경'이라고 했습니다. 밥을 제때 안 먹거나 과식 또는 불규칙하게 먹으면 소화 기관에 제일 먼저 문제가 생깁니다.

약해진 위와 장을 튼튼하게 하는 데는 여러 가지 방법이 있습니다. 첫 번째로, 유산균 또는 발효 식품을 섭취하는 방법이 있습니다. 꾸준히 복용하여 장을 튼튼하게 만드는 방법입니다. 그러나 최근에 먹는 유산균은 위나 장을 거치면서 위액, 십이지장액, 쓸개즙, 췌장액 등 여러 가지 강력한 소화액의 공격을 받아 대부분 죽는다고 알려져 있습니다. 현재까지 알려진 바에 의하면, 대부분의 유산균이 소화액에 의해 죽는다고 해도 유산균을 먹는 것 자체가 안 먹었을 때와 비교해 볼 때 몸에 상당한 도움을 줄 수 있다고 알려져 있습니다.

두 번째 방법으로는, '장-뇌-축'을 활성화하는 방법을 본인 스스로 배워서 이용하는 방법입니다. '장-뇌-축'을 되살리고 활성화하는 방법을 이 책에서 알려드립니다. '장-뇌-축'에 대한 개념을 알면 부교감 신경 활성화 방법을 익힐 때 도움이 됩니다.

'장-뇌-축'이란 무엇일까요? 장내에 존재하는 신경 세포의 수는 5억 개에 이르며 '제2의 뇌'라고도 불립니다. 제2의 뇌라고 불리는 이유는, 장이 활성화되는 비율에 따라서 장에 분포하는 신경 세포의 수가 늘어나기 때문입니다.

신경 세포의 수에 비례하여 → ◦ 아세틸콜린 분비 능력의 증가
　　　　　　　　　　　◦ 아세틸콜린이란?
　　　　　　　　　　　　· 신경 세포 끝부분에서 분비되는 신경 전달 물질
　　　　　　　　　　　　· 전신에 작용하여 근육이 움직일 수 있도록 작용
　　　　　　　　　　　　· 뇌에서는 '아세틸콜린 전용 도로'를 따라 움직이면서 뇌의 앞부분인 전두엽(이마엽)과 기억 장치인 해마에 작용하여 그 기능을 회복시키고 강하게 함

　전두엽은 사람이 어떠한 일에 대해 생각하고 계획을 세우며 판단하고 감정을 조절하며 논리적 생각을 하는 등의 역할을 합니다. 이러한 능력을 바탕으로 주위 사람들과 어울릴 수 있는 사회성 기능을 담당합니다. 이곳에 문제가 생길 때 사이코패스, ADHD, 자폐성 장애, 지적 장애가 선천적으로 생길 수 있습니다. 외상 후 증후군도 전두엽의 기능에 문제가 있을 때 발생하는 것으로 밝혀졌습니다(나무위키에서 내용 일부 발췌)[2]. 이런

---

2) 나무위키, "전두엽", https://namu.wiki/w/전두엽, 2025. 04. 02.

여러 가지 전두엽의 기능은 아세틸콜린, 도파민 등 기타 신경 전달 물질이 매개체로서 큰 역할을 합니다. 신경 전달 물질과 뇌의 관계는 다음과 같습니다.

신경 섬유 끝부분에서 아세틸콜린 분비 → 장의 활성화 및 건강 강화 → 장에 분포하는 신경 섬유의 수 증가 → 아세틸콜린 분비량 증가 → 뇌를 활성화시킴

즉, 장과 뇌는 서로 정보를 교환하며 이런 상태는 장과 뇌가 연결되는 축, 즉 장-뇌-축을 통해서 이루어집니다. 신경 전달 물질의 종류, 성질 등의 자세한 정보는 중요하므로 뒤에서 따로 다룹니다. 또한, 신경 섬유와 항상성의 관계는 다음과 같습니다.

신경 섬유에서 나오는 신경 전달 물질인 아세틸콜린 등을 분비하는 신경 섬유 수 증가 → 신경 섬유와 함께 지나가는 혈관의 기능도 강화 → 혈관 속 혈액의 흐름 개선 → 혈액에 의해 운반되는 산소와 영양분 공급 기능 향상 → 항상성의 기준치 상승

우리 몸의 약해진 내장과 뇌의 기능을 회복하기 위해서 우리가 해당 장기를 직접 건드릴 수는 없지만 몸속 내부 장기와 뇌를 지배하는 신경 섬유를 튼튼하게 하여, 즉 '장-뇌-축'의 능력을 개선하는 방법을 이용하면 약해진 장과 뇌를 정상적으로 되돌릴 수 있습니다. 이러한 기전은 과학적 분석과 의학적 접근법으로 그 진실이 밝혀진 것입니다. 최근에는 "건강 보

조 식품으로 장-뇌-축 기능을 개선할 수 있다.”는 실험 결과와 관련 논문을 근거로, 건강 식품 또는 건강 보조제가 개발되고 있으며 여러 나라에서 특허를 받고 생산 및 판매되고 있습니다. 여러 나라에서 특허가 나올 수 있는 이유는 장을 튼튼하게 해 주는 유산균의 종류가 다양하므로 어떠한 유산균을 이용하여 대장 활성화를 시켰는지가 관건이기 때문입니다. 이들 건강 보조제는 분명 몸에 유익하지만, 약해진 몸을 치료할 만큼 강력하지는 않은 것 같습니다. 의학적으로 용량에 비례하여 치료 효과가 증명되는 경우 치료약으로 인정을 받지만, 치료 효과 확립 단계까지는 밝혀져 있지 않기 때문에 ‘약품’으로 허가를 받지는 못하고, 건강 증진에 도움이 된다고 국가가 인정하는 건강 보조 식품으로 허가가 난 것입니다. 건강 보조 식품은 근본적인 해결 방법이 못 되는 만큼 말 그대로 건강 보조제로 이용하면 좋을 것 같습니다.

· 기본 모드망(Default Mode Network) 이용법

‘기본 모드망’ 또는 ‘불이행 모드 네트워크’란 사람들이 무엇인가에 집중할 때, 중간중간 떠오르는 생각, 즉 ‘잡념’으로 우리가 그동안 알아 왔던 개념입니다. 이 개념은 2000년대 들어서 의학자들 간에 알려지기 시작했고 최근까지 엄청난 양의 논문이 발표되며 뇌의 새로운 영역으로 자리 잡고 있습니다. 기본 모드망에 대해 알게 되면서 뇌를 어떻게 작동시켜야 몸과 마음이 편안해질 수 있는지 조금 더 확실하게 알 수 있게 되었습니다. 뇌 과학자와 의사들이 ‘기본 모드망’을 발견하게 된 동기는 다음과 같습니다. 사람들이 일에 몰두해서 뇌가 활발하게 작동하는 동안에, 일을 하지 않고 조용히 쉬는 뇌의 특정 부위가 발견된 것입니다. 반대로 뇌가 편안히 쉴 때는 열심히 활동하고 혈액 공급량도 늘어나는 뇌 부위가 발견된 것입니다. 이 부위는 기능성 핵자기 공명이라는 특수한 뇌 촬영 방법을 통해 위치가 밝혀졌습니다.

우리가 알고 있는 일반적인 명상법 중 하복부 또는 하단전이나 그 이외의 특정한 한곳에 정신을 집중하는 방법들이 있습니다. 이 경우 어느 정도 시간이 지나면 중간중간 잡념이 들어오게 됩니다. 이러한 과정은 명상 수련 과정 초기에 누구나 겪는 현상입니다. 이를 '주화입마'라고 부르기도 하고 기타 여러 가지 표현법으로 말하기도 합니다.

의학적인 관점에서 이러한 증상들의 원인이 '기본 모드망의 작동에 의한다.'는 사실이 최근에 밝혀졌으며, 기본 모드망이 뇌 속 어디에 있고 어떠한 기능을 하는지, 그러한 반응의 이유가 무엇인지도 밝혀냈습니다. 한 걸음 더 나아가서, 이 기능을 잘 활용하면 우리의 정신과 몸에 어떻게 좋은지 그 결과까지 알게 되었습니다.

집중 상태에서 잡념이 들어오는 이유를 의학적으로는 뇌의 기본 모드망(Default Mode Network, DMN) 또는 불이행 모드 네트워크로 설명합니다.

사람은 집중을 해서 정신적 피로감을 느끼거나, 본인에게 익숙하지 않거나 관심을 느끼지 못하는 정보가 들어오면 뇌에서는 기본 모드망 스위치를 켜서 외부의 정보를 차단하고 자체 시스템의 작동을 시작합니다. 이러한 자체 시스템 작동 개념은 저자가 의사가 될 때까지는 없던 새로운 개념입니다. 참 재미있기도 하지만 중요하고 의미 있는 개념입니다. 독자 여러분께 이 새로운 개념을 설명드리게 되어 기쁘게 생각합니다.

사람은 뇌를 작동시켜 목적 달성을 위해 집중하고 마침내 성과를 이루어 냅니다. 아무리 원하는 일, 좋아하는 일이라도 반복되고 오랜 기간 지속되면, 누구나 집중이 잘 안 되는 시점이 있습니다. 그런 집중과 산만한 과정이 반복되면 갑자기 잡념이 생겨 끼어들 때가 있습니다. 뇌를 쉬게 해 주기 위함입니다. 이러한 잡념은 아무 할 일 없이 넋 놓고 있을 때인 소위 '멍 때릴 때'도 잘 나타납니다. 이는 몸의 상태를 편안하게 안정시키는 효과가 있습니다. 이를 '기본 작동 모드'라고 부릅니다. 예를 들면, 집중해서 시험 공부하는 도중에 놀러 가고 싶은 잡념이 생기면서 그 잡념은 꼬리에 꼬리를 물고 이어져, 친구들과 놀러 가면 뭐하면서 노는 게 재밌을까? 간다면 어디를 가는 게 좋을까? 돈은 얼마나 들까? 내 앞에 앉아 있는 저 사람은 나를 어떻게 생각하고 있을까? 나를 좋은 사람으로 생각할까 아니면 관심 자체가 없는 걸까? 나와 같이 있는 이 사람은 지금 어떤 생각을 하고 있을까? 퇴근 후 놀러가는 게 좋을까 아니면 집에 가서 혼자 조용히 커피 마시며 쉴까? 또는, 여자친구와 밥을 먹고 있으면서 속마음은 예전에 만났던 여자친구와 놀았던 걸 생각하고… 내일 뭐하지? 내가 예전에 살던 집은 지금 그대로 있을까? 언제 한번 가 봐야지라는 생각으로 이어집니다.

이렇게 기본 모드 네트워크가 하는 일은 특정한 개인이 다른 사람에 대해 생각하거나 자신에 대해 생각하거나 과거를 기억하거나 미래를 계획할 때 등입니다. 즉, '내가 누구인지' 자아감을 형성하는 역할을 담당합니다.

사람들은 살아가면서 꼭 상황에 맞는 필요한 생각만 하고 사는 것은 아닙니다. 아무것도 안 하고 쉬고 있을 때도 있고, 이 생각 저 생각하면서 시간을 보내기도 합니다. 요즘 말로, 멍 때리거나 한가하게 뒹굴뒹굴하면서 그냥 특별한 목적 없이 이 생각 저 생각하는 것을 흔히들 '쓸데없는 잡념'이라고 이야기합니다.

우리가 알고 있는 대로 잡념은 정말 쓸데없는 잡생각일까요? 다양한 방법의 명상이나 요가 또는 단전 호흡법이나 기공 등 정신을 가다듬고 흐트러진 마음을 올바로 잡거나 정리하는 방법을 처음 배우고자 시도할 때, 자세를 잡고 앉아 어딘가 한곳에 집중하고 호흡을 조절하는 것으로 시작합니다. 처음에는 집중도 잘 안 되고, 집중하더라도 오래 가지를 않습니다. 그 상황이 5분쯤 지나면 '이제 좀 집중이 되기 시작하는구나.'라는 생각이 든 후, 오래되지 않아 이 생각 저 생각이 바람 스치듯 잠깐잠깐 지나갑니다. 이러한 상태가 되면 정신 집중이 안 되고 있다는 간접적 증거가 되기도 합니다. 누군가 옆에서 어떤 방식으로라도 도와주지 않으면 얼마 지나지 않아 곧 잠에 빠지게 됩니다.

왜 그럴까요? 나는 집중하고 싶은데 전혀 생각지도 않았던 작은 일들이 자꾸 떠오르고, 내가 자세를 제대로 잡고 하는지, 옆 사람은 잘하고 있는지 궁금하기도 하고 등등 잡념이 슬며시 떠올라서 내가 하고자 마음먹고 실행하는 중요한 일을 방해하고 훼방을 놓을까요? 이걸 없애야 내가 목표로 삼던 일을 성취할 수 있다고 생각하면서 자책하고 배운 것을 연습하고 연습합니다.

그런데 알고 보니 그러한 생각들, 즉 잡념이라고 생각했던 것들이 나를 방해하거나 훼방을 놓는 것이 아니었습니다. 단지, 각자의 역할과 특성이 다른 것을 모르고 한곳에 모아 놓았기 때문에 생긴 현상일 뿐입니다. 이들의 특성을 잘 이해하고 맞추어 주면 각자의 능력을 발휘하여 멋진 결과를 이루어 낼 수 있습니다.

잡념은 잡념 나름대로 필요한 이유가 있어서 생깁니다. 소위 잡념은 주로 아무 할 일 없이 가만히 있을 때 떠오르거나 한곳에 집중하려고 할 때, 내 마음이 갈피를 못 잡고 왔다 갔다 할 때 생깁니다.

잡념이란, 사전적 의미인 "필요 없는 여러 가지 생각"을 아무 뜻도 없이 하는 것이라고 알고 있었는데 최근 의학적으로 밝혀진 결과는 그렇지 않았습니다. 잡념은 '나를 만드는 데 꼭 필요한 생각'이라는 사실이 밝혀졌고, 잡념을 담당하는 뇌의 전담 부위가 따로 있다는 사실도 밝혀졌습니다.

뇌의 몇 군데 부위에서 일의 종류, 즉 잡념의 종류에 따라 각기 다른 부위에서 나누어 맡고 서로가 얻은 정보를 교류하는 것으로 밝혀졌습니다. 이에 대한 근거는 자세히 설명하겠지만 결론적으로 '멍 때리기'를 좋아하는 사람이나 혼자 딴생각에 잠겨 있는 아이들에게 뭐라고 해서는 안 됩니다.

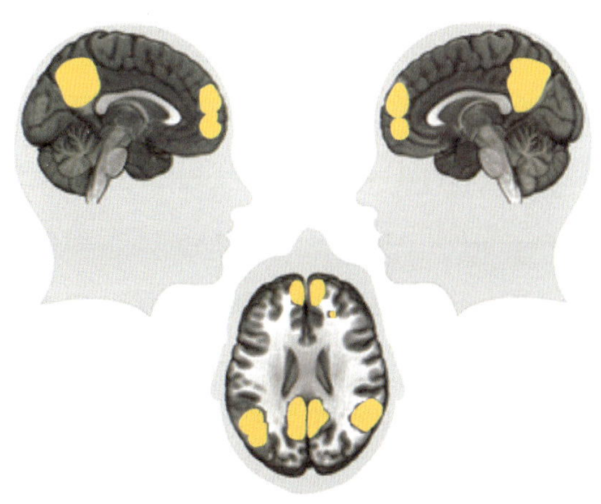

▲ 뇌의 불이행 모드 네트워크

위의 그림에서 색깔로 표시된 기본 작동 모드 시스템은 기능성 핵자기 공명 단층 촬영에서 보이는 바와 같이 뇌의 앞부분, 옆부분, 뒷부분에 위치하며 다른 뇌 부위가 활성화될 때 작동을 하지 않고, 다른 뇌 부위가 쉴 때 활성화됩니다.

여기서, 기본 작동 모드가 하는 중요한 일들이 무엇인지 알아보겠습니다.

<table>
<tr><td rowspan="7">기본
작동 모드</td><td>○ 휴식과 마음 방황 중에 활성화됨</td></tr>
<tr><td>○ 다른 사람들에 대한 생각, 자기 스스로에 대한 생각, 과거를 기억하는 일을 하며 나의 미래를 계획할 때 작동</td></tr>
<tr><td>○ 자기 자신에 대한 '사건과 사실 수집'에 대한 기억을 하며 그것을 바탕으로 자기 자신의 특성을 스스로 알게 됨</td></tr>
<tr><td>○ 자신의 현재 감정 상태를 파악하고, 다른 사람과의 관계를 생각하는 시점에 활동을 시작</td></tr>
<tr><td>○ 다른 사람들의 생각과 그들이 특정한 일에 대해 무엇을 알고 있을지, 그들이 모르는 것이 무엇인지에 대해 생각하는 기능이 있으며, 다른 사람들의 감정을 이해하고 그들의 감정에 공감하는 작용을 함</td></tr>
<tr><td>○ 도덕적 관점에서 남이 하는 행동의 옳고 그름 또는 정당성과 부당성을 판단하고, 세상에서 일어나는 사회적 사건에 대해 옳고 그름을 판단</td></tr>
<tr><td>○ 특정 사건과 관련된 상세한 기억을 떠올리거나 그 이야기에 대한 이해 및 기억</td></tr>
</table>

요약해서 말씀드리면, 기본 작동 모드가 활동을 시작하는 주된 이유와 대상은 바로 '자기 자신'입니다. 자기 주관을 확립하고 자기 주체성을 세우며 자기가 좋아하는 것들에 반응하는 시스템입니다. 다른 부위의 뇌가 외부적 목적에 집중하고 있을 때는 기본 작동 모드는 쉬고 활동을 하지 않으며, 다른 뇌가 일이나 사건에 집중하지 않을 때나 휴식할 때 또는 내가 관심 없는 일이 진행될 때 기본 작동 모드는 활성화됩니다.

다음 사진에 보이는 노란 부위가 기본 작동 모드를 실행하는 뇌 부위이며, 부위별로 담당하는 생각들이 나누어져 있습니다.

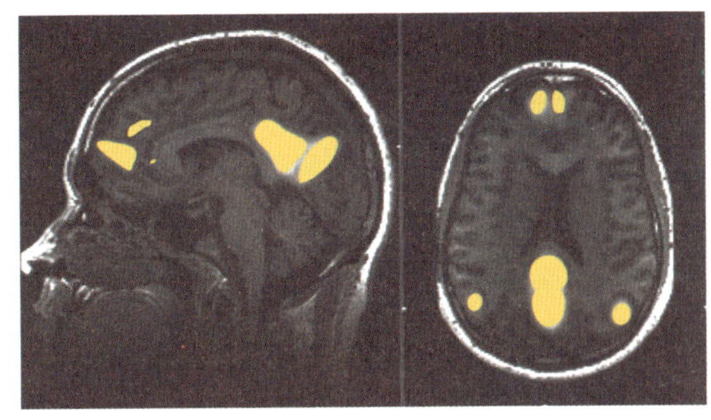

▲ 불이행 모드 네트워크 위치(뇌 촬영)

어린 시절 자신이 겪었던 학대나 방치, 치매 환자나 자폐증 환자, 외상 후 증후군(충격적 사건을 겪은 이후 나타나는 정신적·육체적 장애) 환자들의 경우 기본 작동 모드의 활동이 크게 떨어지는 것으로 나타났으며, 바꾸어 말하면 자기 자신을 위하는 자존감이 떨어지고 남을 배려하는 능력이 떨어지는 것입니다. 또한, 수면 부족 상태에서도 기본 작동 모드 시스템 간 상호 교류가 떨어집니다. 이러한 기본 작동 모드 시스템은 특별히 집중하는 일을 할 때는 활동하지 않으므로, 자존감 회복이나 자아 확립, 원활한 대인 관계 확립을 위해서는 긴장을 풀고 편안한 상태를 만들어 기본 작동 모드가 작동하도록 하는 것이 좋습니다.

기본 작동 모드 시스템의 존재는 앞서 이야기한 대로 그리 멀지 않은 시기에 와서야 밝혀진 부분입니다. 사람의 뇌에는 분명히 존재하고 있으나, 기능이나 역할에 대해 전혀 모르고 지냈던 것들이 있습니다. 그 범위가 얼마나 되는지, 기능은 무엇인지에 대해서는 아무도 모릅니다.

일부 뇌 과학자들은 우리 뇌의 5% 정도만 활용하면서 살고 있고, 나머지 95%의 뇌 기능은 아직도 모른다고 합니다. 그러나 이것도 증명된 사실은 아닙니다.

기본 작동 모드 시스템도 그중 하나였습니다. 이 부분을 더 연구하고 발전시키면 이와 관련된 기능에 대해 자세한 정보가 나올 수 있으리라 생각합니다. 아무리 좋은 기능을 가진 것이라고 하더라도, 능력과 한계를 이해하고 운영 시스템과 작동법에 대한 연구를 체계적으로 하여 적재적소에 쓸 수 있다면 좋을 것입니다.

우리가 무언가에 집중해서 원하는 결과를 이루어 내고자 할 때 기본 작동 모드 시스템이 켜져서 작동한다면, 좋은 결과를 얻을 수 없습니다. 반대로, 기본 작동 모드가 작동할 때 무언가에 집중하려고 하면 그 또한 좋은 결과를 얻을 수 없습니다. 이를 근거로 2가지 일, 즉 집중하는 일을 할 때와 그와 반대되는 일, 즉 내가 누구이며 어느 위치에 있으며 어떠한 방식으로 인적 네트워크를 통해 일을 해야만 내가 원하는 결과를 얻을 수 있는지를 구별해야 합니다. 2가지를 구분하여 서로에게 득이 되도록 하는 방법이 있습니다.

이 방법은 이전까지 누구도 언급하지 않은 저자만의 방법입니다. 저자는 앞부분에서 이야기한 바와 같이 35년간 기공과 명상을 하고 있고 45년간 의사로 활동하고 있으며, 최면법을 배우고 한의학을 한의사 선생님들과 10년간 함께 공부했습니다. 이런 지식들이 뇌의 한 부분을 각각 차지하고 있다가 아주 오랜 세월이 지난 후 어느 날 갑자기 서로의 벽이 허물어지면서 하나가 되었습니다. 이것을 계기로 모든 지식은 방편에 따라 다를 뿐 하나임을 알게 되었습니다.

사람들이 정신 수련을 시작할 때, 마음을 비우고 잡념이 들지 않도록 정신을 한곳으로 모아 집중해야 한다고 생각합니다. 그런데 그게 내 마음대로 쉽게 되지 않습니다. 그 이유인즉, 어딘가에 집중하려고 하면 처음에는 좀 되는 것 같다가도 조금 시간이 지나면 위에서 이야기한 '기본 작동 모드'가 활동을 시작해서 잡생각이 연기처럼 일어나게 되고 그 영향으로 집중하려는 마음이 흐트러지게 됩니다. 이는 정상적인 뇌의 기능입니다. 잡념이 일어날 때 작동을 시작하는 '기본 작동 모드' 시스템을 효율적으로 잘 이용하면 내 몸과 마음에 크게 득이 될 수 있습니다.

아무리 좋은 도구라도, 용도에 맞게 제대로 사용할 때 비로소 그 결과물을 얻고 누릴 수 있습니다. 망치로 사과를 깎을 수 없고 면도칼로 바위를 가를 수 없습니다. 두드릴 때 망치를 이용하고, 베거나 자를 때 칼을 사용하는 것이 일을 가장 효과적으로 처리하는 방법입니다. 이러한 효과가 자연스럽게 나오게 하기 위해서는 내 몸의 특성에 맞는 방법을 알아야 합니다. 그렇다고 망치와 칼을 들고 연습하라는 것은 아니고, 호흡에 따라 우리 몸과 뇌에서는 어떻게 반응하는지 알고 시작해야 합니다. 육체와 정신을 건강하게 만들기 위해서는 '세밀함'과 '흘려보냄의 조건'에 맞는 연습을 하면 됩니다. 그러면 나중에는 숙련가가 되어 "파도치는 바다에 떠 있는 배에서 사과를 깎아 먹을 수" 있습니다. 능숙해지면 환경에 따라, 몸과 마음이 알아서 일 처리를 하기 때문입니다.

- 피질 호문쿨루스의 발견

'피질 호문쿨루스'를 연구한 캐나다 의사 와일더 펜필드(Wilder Penfield) 박사에 대한 내용입니다. 펜필드 박사는 뇌 수술 중 환자들의 특정 뇌 부위를 전기적으로 자극했을 때 나타나는 신체 반응을 관찰하여 뇌의 감각 및 운동 기능을 담당하는 영역과 신체 부위 간의 대응 관계를 밝혀냈습니다.

1950년대, 캐나다의 신경외과 의사였던 와일더 펜필드 박사는 뇌전증 환자들의 발작 부위를 정확히 파악하고 치료하기 위해 특별한 수술 기법을 사용했습니다. 그는 환자가 깨어 있는 상태에서 뇌의 특정 부위를 전기 자극하여 환자의 반응을 관찰하는 방법을 활용했습니다.

이러한 연구를 통해 펜필드 박사는 대뇌 피질의 특정 영역이 신체의 특정 부위와 연결되어 있다는 것을 밝혀냈습니다. 특히, 대뇌 피질이 각각 신체의 감각 정보 처리와 운동 기능 조절에 관여한다는 사실을 시각적으로 나타낸 것이 바로 '피질 호문쿨루스' 그림입니다.

피질 호문쿨루스는 실제 사람의 신체 비율과는 매우 다릅니다. 예를 들어 손, 입술, 혀와 같이 섬세한 감각이나 복잡한 운동 기능을 담당하는 부위는 뇌의 넓은 영역을 차지하기 때문에 그림에서 크게 표현됩니다. 반대로, 몸통이나 팔과 같이 비교적 단순한 기능을 담당하는 부위는 작게 나타납니다.

- 피질 호문쿨루스 이론의 의미

피질 호문쿨루스 이론은 우리 뇌의 대뇌 피질이 신체 각 부위와 어떻게 연결되어 있는지를 시각적으로 보여 주는 개념입니다. 크게 2가지 유형의 호문쿨루스가 존재합니다.

- **운동 호문쿨루스** : 우리 몸의 자발적인 움직임을 계획하고 실행하는 데 관여합니다.
- **감각 호문쿨루스** : 우리 몸의 각 부위에서 오는 감각(촉각, 온도, 통증, 압력 등) 정보를 처리합니다.

이 2가지 호문쿨루스는 뇌 피질에서 각 신체 부위가 차지하는 면적을 통해 해당 부위가 얼마나 섬세하게 제어되거나 민감하게 감각 정보를 처리하는지를 보여 줍니다.

좀 더 쉽게 설명하면 다음과 같습니다. 바늘에 실을 끼우는 일처럼, 미세하고 집중해야 하는 일을 처리할 경우가 있습니다. 이 상황에서 뇌는 집중력과 힘의 조절뿐 아니라 호흡 조절, 눈의 초점 거리 확보, 미세한 근육의 움직임이나 방향성, 힘의 강약 조절과 호흡 조절 등이 필요하며 그 모든 조건을 만족시키기 위해 뇌의 넓은 부위가 활성화됩니다. 이러한 조건에 만족스러운 상황이 될 때 비로소 '바늘에 실을 끼우는 일'이 가능하게 됩니다. 이처럼 특정 행위의 과정이 복잡할 때, 그에 반응하는 뇌의 활성화 정도에 비례하여 영역을 표시한 것이 '피질 호문쿨루스 이론'입니다.

또 다른 예를 들면 혀는 평생 동안 여러 가지 음식의 다양한 맛을 느끼며, 그 맛을 하나하나 구별하여 뇌에 전달하는 역할을 합니다. 또한 씹힌 음식물을 잘 섞어서 목 뒤로 넘기는 일을 하기도 하며 말을 할 때 정확한 발음을 위해 다양한 각도로 혀를 움직입니다. 이처럼 감각 기능과 운동 기능을 한꺼번에 실행하기 위해서는 혀를 담당하는 뇌의 부위는 넓을 수밖에 없습니다. 담당 기관의 실제적인 크기에 관계없이 뇌가 활성화되는 정도에 따른 크기를 기준으로 만들어진 것이 피질 호문쿨루스입니다. 조금 더 자세하게 설명을 하자면 아래와 같습니다.

ⓐ 신체 각 부위와 뇌 부위의 연관성

피질 호문쿨루스에서 나타나는 신체 부위와 뇌 부위의 연관성은 다음과 같은 특징이 있습니다.

ㄱ. **크기의 불균형** : 호문쿨루스 그림을 보면, 손, 입술, 혀, 얼굴 등은 실제 신체 크기보다 훨씬 크게 표현되어 있습니다. 반면 몸통, 팔, 다리 등은 상대적으로 작게 그려져 있습니다.

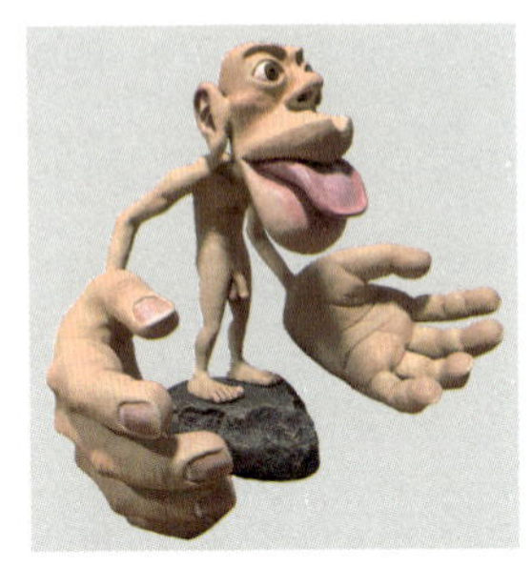

ㄴ. **손과 손가락**(특히 엄지손가락) : 뇌 피질에서 엄청나게 큰 공간을 차지합니다. 이는 손이 물건을 잡고 조작하는 데 매우 정교하고 섬세한 움직임이 필요하며, 촉각 정보를 많이 받아들이기 때문입니다. 예를 들어 피아노 연주, 글쓰기, 스마트폰 사용 등은 모두 손가락의 정교한 제어를 필요로 합니다.

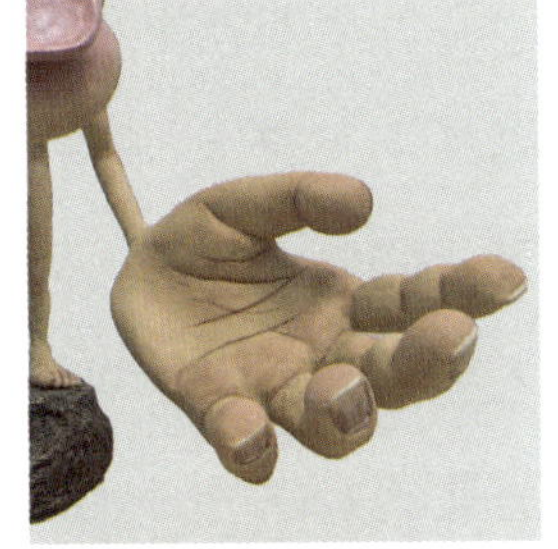

ㄷ. **입술, 혀, 얼굴** : 이 부위들도 뇌 피질에서 매우 큰 영역을 차지합니다. 이는 말하기, 맛보기, 먹기와 같은 기본적인 생존 활동과 의사소통에 필수적이며, 얼굴 표정을 통한 감정 표현 등 복잡한 기능에 관여하기 때문입니다. 입술이나 혀의 섬세한 감각은 맛을 느끼거나 음식을 씹는 데 중요합니다.

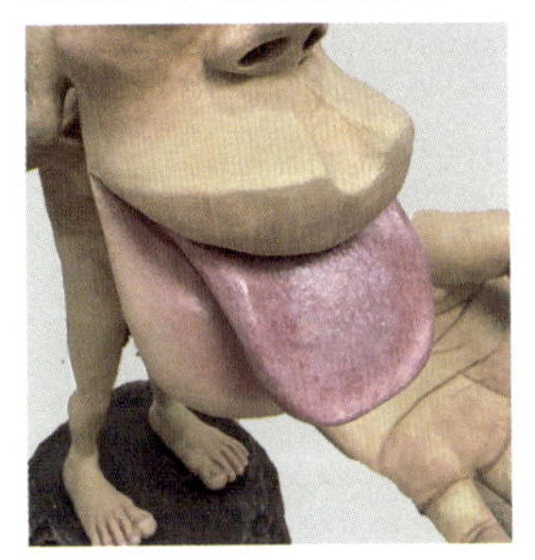

ㄹ. **몸통, 팔, 다리** : 이러한 부위들은 상대적으로 뇌 피질에서 작은 공간을 차지합니다. 물론 이 부위들도 움직임과 감각이 중요하지만, 손이나 얼굴처럼 미세하고 정교한 제어나 감각 분별 능력이 요구되는 정도는 아니기 때문입니다.

일반적으로 뇌의 중심고랑(Central Sulcus)을 기준으로 앞쪽이 운동 피

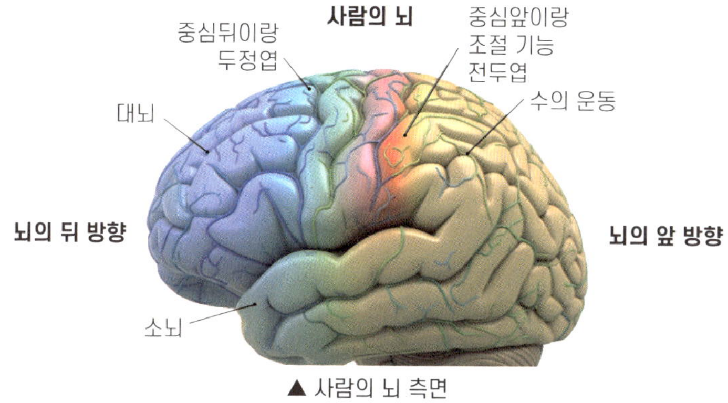

▲ 사람의 뇌 측면

질, 뒤쪽이 감각 피질입니다.

뇌의 가장 위쪽(내측)에는 발과 성기 부위가, 아래로 내려오면서 다리, 몸통, 팔, 손, 얼굴, 혀 순으로 연결되는 경향을 보입니다. 좌뇌는 몸의 오른쪽을, 우뇌는 몸의 왼쪽을 담당하는 교차 지배(Contralateral Control) 원칙을 따릅니다. 즉, 오른쪽 뇌의 운동 피질이 왼쪽 팔의 움직임을 제어하고, 왼쪽 다리의 감각 정보는 오른쪽 뇌의 감각 피질에서 처리됩니다.

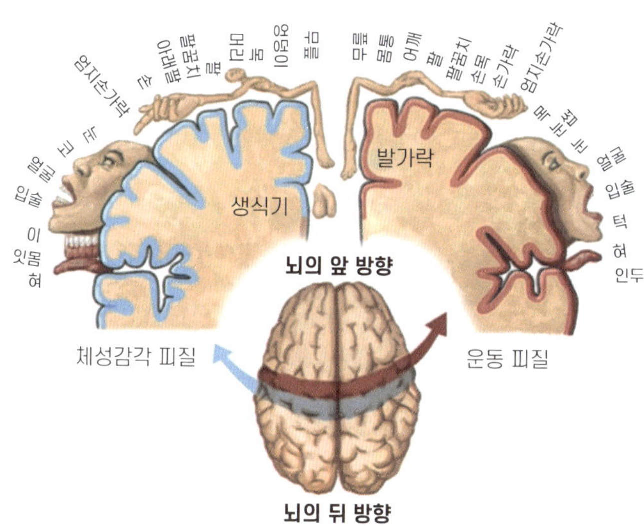

▲ 뇌를 화살표 방향으로 펼쳐 놓은 모습과 위치별 신체 담당 부위

ⓑ 뇌 영역과의 연결

호문쿨루스 모형은 뇌의 특정 영역과 신체의 어떤 부위가 연결되어 있는지를 명확하게 보여 줍니다. 이를 통해 뇌 손상 시 신체의 어떤 기능에 이상이 생길 수 있는지를 예측하는 데 도움을 줄 수 있습니다.

펜필드 박사가 연구한 호문쿨루스는 뇌 과학에서 인간의 뇌가 신체 각 부위의 감각과 운동 기능을 어떻게 담당하는지를 시각적으로 보여 주는 중요한 개념입니다. 오늘날 신경 과학과 의학 분야에서도 중요한 의미를 가집니다. 따라서 이 분야를 잘 활용하면 뇌 기능을 활성화시키는 데 큰 도움을 줄 수 있습니다.

예전부터 전해져 내려오는, 소위 몸에 좋다는 운동법처럼 다소 막연히 알려진 몇 가지 방법들을 체계적으로 연구하여 활용하면 뇌 기능 활성화에 크게 도움을 줄 수 있습니다.

구체적인 방법은 아래와 같습니다.

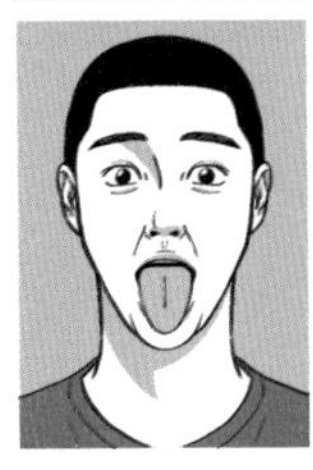

ㄱ. 각각의 손가락 말단부를 맞대고 나머지 손가락은 펴기

ㄴ. 손바닥을 편 상태에서, 5→4→3→2→1 순서로 손가락 오므리고 이후 5→4→3→2→1 순서로 손가락 펴기

ㄷ. 외발 서기

ㄹ. 입술을 다물고 혀를 이용해 이 닦기

ㅁ. 혀를 잡아 빼고 버티기

또한 엄지손가락을 사진과 같은 방법으로 연습하면 좋습니다. 이는 엄지 뿌리에 해당하며 '엄지 두덩근'이라고 부릅니다. 노인이 되거나 약해진 환자에게 가장 먼저 살이 빠지는 부위로, 뇌의 전두부 인지 기능 정도를 나타냅니다.

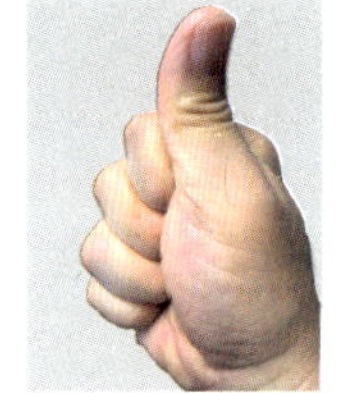

▲ 엄지 두덩

- 피질 호문쿨루스(코르티컬 호문쿨루스, Cortical Homunculus)

피질 호문쿨루스 이론에 의거하여 손가락 운동을 통해 뇌 기능 회복과 활성화를 충분히 기대할 수 있습니다. 이는 뇌의 가소성(Brain Plasticity)이라는 중요한 특성과 밀접하게 관련되어 있습니다.

ⓐ 피질 호문쿨루스와 손가락 운동

피질 호문쿨루스는 뇌의 운동 피질(Motor Cortex)과 감각 피질(Sensory Cortex)에 우리 몸의 각 부분이 얼마나 넓은 영역을 차지하고 있는지 시각적으로 표현한 지도입니다. 이 지도에서 흥미로운 점은 우리 몸의 실제 크기와 뇌에서 차지하는 영역의 크기가 비례하지 않는다는 것입니다. 특히 손과 얼굴은 우리 몸에서 차지하는 비중에 비해 뇌의 훨씬 넓은 영역을 차지하고 있습니다.

이는 손과 얼굴이 매우 정교하고 복잡한 움직임과 미세한 감각을 담당하기 때문입니다. 특히 손가락은 수많은 근육과 신경이 밀집되어 있어 다양한 미세 움직임을 수행하며, 이를 통해 뇌와 끊임없이 상호 작용합니다. 즉, 손가락을 움직일 때마다 뇌의 넓은 영역이 활성화된다는 의미입니다.

ⓑ 뇌의 가소성과 기능 회복 및 활성화

뇌는 단순히 정해진 기능을 하는 기관이 아니라 경험과 학습에 따라 스스로 구조와 기능을 변화시키는 능력을 가지고 있는데, 이를 뇌의 가소성이라고 합니다. 손가락 운동이 뇌 기능 회복 및 활성화에 기여하는 주된 이유는 이러한 뇌의 가소성 때문입니다.

ⓒ 손상된 뇌 기능의 대체

뇌졸중 등으로 인해 뇌의 특정 부위가 손상되었을 경우, 손상되지 않은 주변 뇌 영역이 손상된 영역의 기능을 대체하거나 보완하려고 합니다. 이때 손가락 운동과 같이 집중적이고 반복적인 자극은 이러한 기능 재조직화를 촉진할 수 있습니다.

ⓓ 신경 연결 강화

손가락을 움직이는 동안 뇌의 관련 신경 세포들은 활성화되고, 이들의 신경 연결(시냅스)은 더욱 강화됩니다. 이는 마치 길을 자주 다닐수록 길이 선명해지는 것과 같습니다. 강화된 신경 연결은 정보 처리 속도와 효율성을 높여 뇌 기능을 전반적으로 향상시킬 수 있습니다.

ⓔ 새로운 신경 회로 형성

특히 섬세하고 정교한 손가락 운동은 뇌의 여러 영역을 동시에 자극하고, 이는 새로운 신경 회로의 형성을 촉진하여 뇌 기능의 복합적인 발달을 돕습니다. 예를 들어, 피아노 연주나 바느질과 같은 활동은 단순히 손가락 운동뿐만 아니라 집중력, 기억력, 문제 해결 능력 등 다양한 인지 기능과 연결됩니다.

ⓕ 좌우 뇌 균형

평소 잘 사용하지 않던 손을 이용한 운동은 반대쪽 뇌를 자극하여 좌우 뇌의 균형적인 발달을 돕고, 뇌의 전반적인 활성화를 유도할 수 있습니다.

이는 피질 호문쿨루스 이론이 손과 손가락이 뇌에서 차지하는 중요성을 보여 주며, 손가락 운동이 뇌 기능 회복과 활성화에 긍정적인 영향을 미칠 수 있음을 시사합니다. 이러한 효과는 뇌의 가소성 덕분에 가능하며, 규칙적이고 다양한 손가락 운동은 뇌 건강을 유지하고 인지 기능을 향상시키는 데 큰 도움이 될 수 있습니다.

- 뇌의 가소성과 뇌와 관련된 질병

피질 호문쿨루스 운동이 노화에 의한 뇌 퇴행성 변화, 뇌졸중 후유증을 없앨 수 있을까요?

신체 움직임, 특히 손가락이나 혀와 같은 섬세한 운동이 뇌 기능의 회복에 긍정적인 영향을 미칠 수 있다는 것은 뇌 가소성(Neuroplasticity) 덕분입니다. 위에서 언급한 것과 같이 이는 뇌가 새로운 경험을 하게 되면, 그 경험을 토대로 해서 이전의 뇌 구조와 기능을 새롭게 변화시키고 재구성하는 능력을 의미합니다. 피질 호문쿨루스 운동법이나 기본 모드 네트워크 이용법, 삼킨 침 뒤따라가기법 등 이 책에서 기술된 여러 가지 방법들은 뇌의 가소성을 이용하는 뇌 과학에 근거한 방법입니다.

이는 뇌가 고정된 기관이 아니라 끊임없이 변화하고 적응하는 역동적인 특성을 가지고 있음을 의미합니다. 이를 조금 더 의학적 이론을 바탕으로 하여 알아보겠습니다.

ⓐ 뇌의 가소성 메커니즘

뇌의 가소성은 주로 신경 줄기의 말단 연결 부위를 일컫는 시냅스 수준에서 일어나는 변화를 통해 설명할 수 있습니다. 시냅스는 신경 세포(뉴런)들이 서로 정보를 주고받는 연결 부위로, 전기화학적 신호가 전달됩니다.

특정 시냅스를 통해 반복적으로 강한 자극이 전달되면, 해당 시냅스의 효율이 장기적으로 증가합니다. 이는 신경 줄기 끝 연결 부위에서 일어난 변화가 연결된 신경 줄기의 흥분성을 높이고, 반복적으로 변화가 계속될 경우 이전 시냅스에서 지속적으로 신경 전달 물질을 공급하기 위해 신경 전달 물질을 양적으로 증가시켜서 시냅스 연결을 강화하고 정보 전달 기능을 더 효율적으로 만듭니다. 이 기전은 학습과 기억의 핵심 기전입니다.

반대로, 시냅스에 약하거나 불규칙한 자극이 지속되면 해당 시냅스의 효율이 점점 더 떨어지게 됩니다. 이렇게 하는 이유는 불필요한 신경 간 연결 부위를 제거하여 효율성을 높이는 역할을 합니다. 필요 없는 기억을 지우거나 새로운 기억을 위한 공간 마련 등에 기여합니다.

학습이나 새로운 경험에 의해 활성화되는 신경 줄기는 새로운 가지를 만들거나 기존 가지를 확장하여 새로운 연결 부위를 만들 수 있습니다.

뇌의 가소성은 신경 전달 물질과 단백질, 효소의 작용에 의해 조절됩니다. 뇌의 가소성은 신경 줄기와 시냅스를 통해 이루어지며, 이러한 변화는 생리학적 및 화학적 요소들의 상호 작용에 의해 조절됩니다. 이러한 가소성 덕분에 우리는 끊임없이 배우고, 기억하며, 변화하는 환경에 적응하고, 심지어 뇌 손상 후에도 일부 기능을 회복할 수 있으며 기억력 회복, 건망증, 치매 등의 뇌와 관련된 증상이나 질환을 예방하고 호전시킬 수 있습니다.

이런 다양한 의학적·뇌 과학적 이론을 바탕으로, 피질 호문쿨루스 운동법이나 잡념 방치법, 부교감 신경 활성화법 등이 우리의 뇌를 계발하고 정신과 육체를 건강하게 만들 수 있습니다.

· 자존감 회복 및 사회적 관계에 적응하는 뇌 훈련 호흡법
(잡념 제거법과 잡념 방치법)

2가지 호흡법은 의학적으로 밝혀진 뇌의 DMN 시스템 작동 환경에 초점을 맞춘 호흡법이며 자존감이 떨어지거나 대인 관계가 원만하지 않은 사람들, 한곳에 집중하지 못하고 이런저런 잡념이 많이 생기는 사람들에게 도움을 줄 것입니다. 더하여, 정신 수련을 위해 정진하는 모든 이들에게 호흡법의 이론에 대한 의학적 근거와 작용 기전에 대한 사실을 제시함으로써 좀 더 체계적으로 수련할 수 있도록 도움이 되길 바라는 마음으로 '저자의 노하우'를 알려드립니다.

- 잡념 제거법

이 방법은 명상이나 정신 수련 혹은 운동하는 사람이면 누구나 알고 있는 기본 개념입니다. 저자가 고안한 방법은 정신을 특정한 부위에, 잠시 혹은 오랫동안 집중할 때 사용하는 호흡법이며 목적에 따라 집중 부위가 달라질 수 있습니다. 올바른 자세를 취한 후 주위의 환경을 정돈하여 나의 정신이 산만함이 없도록 함을 기본으로 합니다. 그러나 꾸준한 연습을

<table>
<tr><td rowspan="5">잡념
제거법의
장점</td><td>◦ 계속 수련을 하면 집중력이 좋아지고 집중 시간이 조금씩 늘어남</td></tr>
<tr><td>◦ 수련을 계속함에 따라 집중력도 높아지고 잡념은 차차 줄어듦</td></tr>
<tr><td>◦ 익숙해지면 자세를 잡고 앉자마자 정신이 한곳에 집중되고, 호흡 조절 시간이 조금씩 늘어남</td></tr>
<tr><td>◦ 이 수련에 익숙해지면 자기 성격에 변화가 오기 시작 → 생각에 여유가 생기고 괴로움에서 벗어나는 데 도움이 되며 마음이 편안해짐</td></tr>
<tr><td>◦ 자기 마음대로 집중할 줄 아는 능력이 생기면 생각을 분산시킬 줄도 알게 되어 괴로움에서 벗어나는 시간이 짧아져 한가로워지니 몸도 마음 따라 균형을 유지</td></tr>
</table>

하고 익숙해지면, 나중에는 내외 환경과 무관하게 됩니다. 기본 호흡을 일정하게 유지하고 눈은 지긋이 내리깔며 마음을 원하는 곳에 집중합니다. 눈을 내리깔면 생각은 밑으로 향하며, 치켜뜨면 생각은 위를 향합니다. 일반적 명상의 경우, 집중 부위는 대개 단전 혹은 하복부입니다만, 잡념 제거법에서는 집중 부위가 한곳에 정해지지 않으며, 시간 경과에 따라 옮겨 다니기 때문에 잡념이 들어오지 않습니다. 잡념은 한곳에 일정 시간 집중이 지속되면 생기게 됩니다. 이 방법, 즉 잡념 제거법의 장점은 정신을 집중하는 과정에서, 잡념이 들어오지 않는다는 것입니다. 상황에 따라 또는 단계에 따라 집중 부위는 바뀌며, 몸속뿐 아니라 외부의 특정 부분이 되는 경우도 있습니다. 초보자의 경우 집중 도중 잡념이 들어오는 경우가 생기게 됩니다. 이 부분에 대한 원인과 근거 그리고 얻어지는 결과에 대해서는 잡념 방치법에서 자세하게 설명을 할 것입니다.

이 단계를 지나 조금 더 익숙해지면, 정신 집중하는 곳을 마음대로 바꾸어 가며 원하는 방향으로 원하는 시간만큼 이끌 수 있습니다. 이를 중국 기공계와 무림에서는 "意到(의도), 力到(역도), 血到(혈도)"라고 합니다. 번역하면 "생각이 머무르는 곳에 힘이 가고, 힘이 가는 곳에 피가 간다."는 뜻입니다. 즉 "집중하는 곳으로 에너지가 가고, 에너지가 가는 곳으로 혈액이 간다."는 의미입니다. 간단히 6글자로 표현되었지만, 힘을 쓰는 무술이나 스포츠 및 정신 수련 운동 종류에 따라 원하는 결과물을 얻을 수 있는 원리입니다. 이 책에서 이야기할 젊음을 되찾고 정력을 강화하는 방법 등 그야말로 무궁무진한 결과물을 얻을 수 있습니다. 여기서 '에너지'라 함은 정신적 에너지와 육체적 에너지 둘 다 의미합니다. 이 이야기는 뒤에서 몇 가지 예를 들어가면서 설명하겠습니다.

잡념 제거법의 접근 요령은, 초심자의 경우 익숙하지 않은 자세로 한곳에 정신을 집중하다 보면 잡념이 생겨서 집중을 계속하는 게 쉽지 않습니다. 그 원인은 뇌의 정신 집중 부위와 쉬면서 이 생각 저 생각을 할 수 있게 해 주는 담당 부위가 다른데도 구분 없이 사용하기 때문입니다. 담당 업무가 다른 두 곳을 목적에 따라 구분하여 사용하면 효율성을 높일 수 있고 시행착오를 줄일 수 있습니다.

- 잡념 방치법

이 방법은 의학적으로 증명된 DMN 시스템(기본 작동 모드망)을 이용하는 방법입니다. 잡념 제거법과 달리, 특별한 호흡법이 필요하지 않습니다. 호흡은 평소대로 편하게 하면 됩니다. 눈은 지그시 감습니다. 그렇게 해야 잡념 방치법을 충분히 활용할 수 있습니다. 잡념 방치법을 실행하는 가장 쉬운 방법은 '멍 때리기'입니다. 넋을 놓고 그냥 아무 생각도 없이 있거나,

그때그때 입력되는 '아무 생각이나' 합니다. 단, 마음의 동요가 일어나지 않는 긍정적이고 가벼운 잡생각이어야 합니다.

이마저도 쉽지 않다면, 편한 자세로 앉아 편하게 호흡하면서 자기가 하고 싶은 생각을 떠올립니다. 그게 쉽지 않으면, 연극 무대로 연극을 보러 왔다고 머릿속으로 상상합니다. 난 관람객이 되어 객석에 앉아 무대에서 연기하는 '또 다른 나'를 바라봅니다. 무대 위 연기자 중 다른 한 사람을 살짝 고개를 들어서 바라봅니다. 나와 둘도 없이 친한 사람입니다. 쉬는 날 같이 놀러 갈 생각을 합니다. 어디로 갈지 무엇을 하고 놀지도 생각합니다. 다시 고개를 살짝 올려 그 옆의 연기자를 쳐다봅니다. 몇 달 전에 나한테 돈을 빌려 갔는데 제날짜에 돈을 갚겠지? 갚으면 기특하니까 차 한 잔 사 줘야지. 이런저런 생각을 하느라 머리는 바삐 돌아가게 됩니다. 그러다 보니 내가 호흡을 어떻게 했는지 기억도 없습니다. 이것이 잡념 방치법의 개념입니다. 뇌의 긴장을 풀어 주고 내 스스로가 누구인지를 알게 해 주는 효과가 있습니다. 신경이 많이 쓰이지 않는 가벼운 잡념이 들어오면 뇌의 기본 작동 모드가 활동을 시작합니다.

의학적으로 밝혀진 기본 작동 모드의 기능은 다음과 같습니다. 남이 하는 행동의 옳고 그름에 대해 내가 주인공이 되어서 정당성과 부당성을 판단하고, 여러 사회적 사건에 대해 옳고 그름을 내 방식대로 판단하며 과거에 일어난 사건을 내가 기억해 내는 능력을 발휘하고 미래에 일어날 수 있는 일을 상상하는 기능을 담당합니다. 이러한 기본 작동 모드를 자주 활성화시켜서 능력을 키워 주면 나의 주관을 뚜렷하게 확립하는 힘이 생기고, 내 주체성을 세워서 여러 사람 앞에서도 기가 죽지 않고 떳떳하게 행동할 수 있으며 자신감이 생깁니다. 즉 내가 좋아하는 생각과 기억들에 반응하는 시스템입니다. 잠에서 깨어나 다시 잠들 때까지 활동하는 동안에 집중해야 할 때와 긴장을 풀고 시간을 갖는 것이 꼭 필요하다는 것을 알아야 합니다. 이 2가지 상반되는 기능을 모두 발휘하는 뇌를 골고루 활용해서 균형을 이룰 때, 비로소 몸과 마음이 건강을 회복할 수 있습니다.

이상에서 말씀드린 잡념 제거법과 잡념 방치법은 상반되는 2가지 상황에서 담당 부위가 각기 다른 뇌의 영역을 활성화시키는 방법이며, 다양한 상황에 대처하기 위한 역할에 익숙해지도록 만들어 줍니다. 이 2가지 방법은 다양한 문제점에 부딪혔을 때, 해결 방법으로 유용하게 쓰이게 됨을 알고 있어야 합니다.

16. 다양한 상황에 대응하는 내 몸속 무기 종류 - 신경 전달 물질

› 사람은 태어나서 죽을 때까지 예측하거나 예측하지 못한 몸의 내외부 상황에 따라 끊임없이 대응하고 반응합니다. 우리의 몸은 몸 밖에서 일어나는 돌발적이거나 예측하기 어려운 변화가 생기더라도 그 상황에 대응할 수 있는 최적의 상태를 만들어 냅니다. 즐거우면 즐거운 대로, 화가 나면 화 나는 대로, 슬프면 슬픈 대로 내가 겪는 감정의 변화와 환경의 변화에 맞춰 우리 몸속에서는 재빠르게 상황에 적응합니다.

뇌와 온 몸속 말초 신경은 거미줄 같은 신경 섬유를 통해 서로 소통합니다. 이것이 가능한 이유는 몸의 내외부 변화를 감지해서 바로바로 뇌에 그 상황을 전달하면 뇌에서는 문제 접수 후 문제를 해결하기 위한 적절한 대응 물질을 만들어, 몸 전체에 분포하는 거미줄 같은 신경망을 통해 적절한 대응을 하기 때문입니다. 내 몸의 속과 밖에서 벌어지는 모든 상황은 빠짐없이 뇌로 전달되고 뇌에서는 그 문제를 해결할 수 있는 신경 전달 물질을 분비합니다.

신경 전달 물질이란 '신경 세포 끝에서 분비되는 물질'을 말합니다. 신경 세포와 신경 세포의 끝부분이 서로 맞닿는 지점에서는 정보 교환이 원만히 이루어질 수 있도록 정보 특성에 따라 그에 맞는 전달 물질이 분비됩니다. 신경의 끝과 다른 신경의 끝이 연결되는 부분을 '시냅스'라고 부르며 그곳에서 정보가 잘 전달될 수 있도록 분비되는 물질을 '신경 전달 물질'이라고 부릅니다. 신경 전달 물질이 하는 역할은 자동차 도로의 신호등과 비슷합니다. 신호등 색깔에 따라 차량의 이동이 정지되거나 직진, 회전으로 실행되듯이 우리 몸의 정상적인 흐름을 유지하기 위해 정보를 가득 실은 자동차를 향해 신호를 전달하여 우리 몸이 그 신호에 따라 반응하게 합니다.

사람의 뇌 속에는 1,000억 개의 뇌세포가 있습니다. 이 엄청난 수의 뇌세포는 우리 계산법으로는 셀 수도 없는 100조 개의 '신경 섬유'로 연결되어 있습니다. 정해진 바에 따라 완벽한 구조로 연결되어 있으며, 연결 부위에서는 정보가 잘 전달될 수 있도록 신경 전달 물질을 내보냅니다. 이 엄청난 수의 신경 세포 끝에서는 상황에 대한 정보 교환이 순식간에 이루어지고 그에 대한 대처도 빨라서 신경 세포에 대한 능력이 실로 놀랍기도 하고 그 능력에 대해 감사한 마음이 생기기도 합니다. 신경 세포 간에 정보를 전달하는 방법은 2가지가 있습니다.

- **전기적 성질을 이용하는 방법** : 서로 맞닿은 부위의 전압 차이를 이용하여 물질이 통과하는 방법
- **화학적 방법** : 나트륨이나 칼슘, 칼륨의 농도 차이에 따라 이동을 유발하는 방법

2가지 방법은 각각의 소통 조건에 따라 자동으로 선택됩니다. 사람은 태어나서 죽을 때까지 잠이 들거나 깨어 있을 때를 가리지 않고, 몸의 상황은 한순간도 멈추지 않고 계속 변합니다. 그 상황에 맞게 몸에서는 단 1분, 1초도 쉬지 않고 신경 전달 물질을 내보내어 대응합니다. 앞으로 다가올 변화를 예측할 수 없기 때문에 신경 전달 물질은 공격과 방어, 즉 서로 반대되는 어떤 상황에도 대처할 수 있도록 흥분성 물질과 억제성 물질을 준비해 놓고 상황에 따라 그에 맞는 물질을 분비해서 대처합니다. 공격형 창과 수비형 방패를 준비하는 것과 비슷합니다. 이런 신경 전달 물질은 어떠한 성분으로 만들어지며 어떠한 상황에서 어떻게 작용하는지 알아보겠습니다.

(1) 신경 전달 물질의 성분

신경 전달 물질의 기본적인 성분은 단백질입니다. 단백질 구성 성분의 형태에 따라서 다양한 신경 전달 물질이 만들어집니다.

- 모노아민 계열 : 아세틸콜린, 도파민, 에피네프린, 노르에피네프린, 세로토닌, 히스타민, 멜라토닌
- 아미노산 계열 : 글루탐산, 글라이신, 가바
- 펩타이드 계열 : 옥시토신, 소마토스타틴, 오피오이드, P물질

이들은 맡은 역할이 정해져 있으며, 그 성질은 서로 달라서 우리 몸이 어떤 상황에서도 적절하게 반응할 수 있도록 해 줍니다. 어떠한 상황에 노출되면 그 정보는 말초 신경을 통해 뇌로 전달되고 뇌에서 순간적으로 종합적인 판단을 한 후 중추 신경과 말초 신경을 통해 명령을 내리게 됩니다. 명령은 온몸으로 전달되어 우리 몸이 적절하게 반응할 수 있도록 합니다.

(2) 신경 전달 물질의 종류와 기능

아세틸콜린은 신경 전달 물질 중 대표적 물질입니다. 아세틸콜린은 뇌에서 얻은 정보를 신경 세포를 통해 주변에 있는 신경 세포 또는 근육 세포로 전달합니다. 그 전달 임무를 실행하기 위해 분비되는 화학 물질(신경 전달 물질)이 아세틸콜린입니다. 강물 중간에 놓인 다리를 통해서 이쪽의 정보를 저쪽에 전달해 주는 것과 같은 이치로 생각할 수 있습니다.

(3) 부교감 신경의 정보 전달 물질 - 아세틸콜린

뇌 속에는 1,000억 개의 뇌세포가 있습니다. 뇌세포에서 나오는 신경 세포는 얇은 실처럼 가늘고 길게 뻗어 있으며, 실과 실은 중간중간 '이음새'로 연결됩니다. 실과 실 사이의 중간 이음새를 '시냅스'라 부릅니다. 시냅스가 하는 일은 이쪽 정보를 저쪽으로 전달하는 것입니다.

신경 세포 하나에는 1,000~10,000개의 시냅스가 있습니다. '시냅스'에서는 이쪽 정보를 저쪽으로 정확하게 전달해야 하므로 전달하고자 하는 정보 성격에 따라 분비되는 물질이 다릅니다.

그중 대표적인 신경 전달 물질 중에 '아세틸콜린'이란 물질이 있으며 이 물

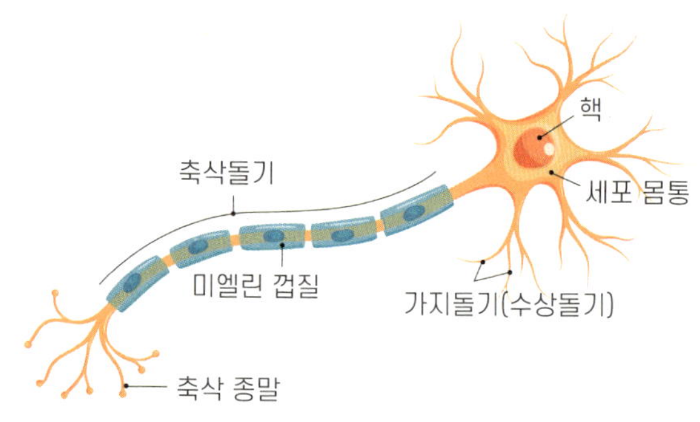

▲ 신경 세포의 구성

질을 통해 이쪽 신경 세포와 주변 신경 세포의 정보 교환이 이루어집니다.

신경 전달 물질인 아세틸콜린은 우리가 관심이 있는 정력 증강법을 실행할 때 직접적으로 그 역할을 맡아 주는 중요한 물질입니다.

'아세틸콜린'이란 단어를 기억해 놓으시면 이 책을 읽을 때 편합니다.

아세틸콜린은 영국의 약리학자 '헨리 핼릿 데일(Henry Hallett Dale)'이 처음 발견하였으며 독일 태생의 미국 생리학자 '오토 뢰비(Otto Loewi)'가 아세틸콜린이 신경 전달 물질로 작용한다는 것을 알아냈습니다. 두 사람은 이 공로로 1936년 노벨 생리학상과 의학상을 받았습니다.

오토 뢰비는 미주 신경(뇌에서 나오는 10번째 뇌 신경) 끝에서 아세틸콜린이 분비되며 그에 따른 반응으로 말초 혈관이 확장되고 심장 박동이 느려진다는 사실을 밝혀냈습니다. 아세틸콜린은 뇌와 척수에 있는 중추 신경에도 작용하는 동시에 말초 신경에도 작용하여 몸속 내부 장기들의 기능을 조절하며 근골격계를 관리하는 중요한 역할을 맡고 있습니다. 몸속 내부의 장기 기능을 조절하는 10번 뇌 신경(미주 신경)은 뇌와 척수를 연결하는 부위에 있는 숨뇌에서 나옵니다. 위치를 보면, 두개골 바닥에 해당하는 귓바퀴 뒷부분쯤에서 나와서 목동맥 근처를 거쳐 목의 인후부 아래를 통해 몸속으로 다시 들어갑니다. 뇌에서 나오는 12개의 뇌 신경 중 10번째 뇌 신경인 미주 신경은 내장 기관 전부를 감독·관리·운영합니다. 위 운동이나 장의 운동을 활발하게 해 주며, 기관지와 폐에 작용하여 호흡을 원활하게 할 수 있도록 조절해 줍니다. 또한 체온 조절 및 땀 발산 조절뿐 아니라 비뇨기 계통에서 아주 중요한 역할을 합니다. 남성의 경우 발기를 시키고 여성의 경우 음핵과 성교 전 윤활 물질 분비 등 성과 관련된 역할을 담당하고 있습니다. 이를 잘 이해하고 운영하면 정력 증강에 직접적인 역할을 합니다. 또한 뼈와 근육에서는 운동을 더 잘할 수 있도록 근육의 힘을 증가시킵니다.

뇌에서 아세틸콜린은 더욱 중요한 역할을 합니다. 아세틸콜린은 뇌의 기억 장치인 해마에 작용하여 기억력, 집중력, 주의력을 담당하는 역할을 합니다. 우리가 어렸을 때, 자동차나 배를 오래 타는 여행 일정이라도 잡히면 예외 없이 엄마들이 어린아이들 혹은 연세 많으신 할머니, 할아버지께 귀 뒤에 멀미 방지 스티커를 붙여 줬던 기억이 있습니다. 멀미 방지약 성분은 구토 중추를 자극하는 신경 전달 물질인 히스타민 또는 아세틸콜린 분비를 차단하는 작용이 있어서 멀미약으로 사용되었던 것입니다. 약에 과민한 경우, 멀미약 사용 후 기억이 가물가물하거나 일정 부분을 기억하지 못하는 경우도 있습니다. 기억력에 문제가 있거나 건망증이 있는 노인에게 멀미약을 사용했을 때는 일시적으로 치매 증상이 나타날 수 있으니 주의해야 합니다. 멀미약은 구토 중추를 차단하여 멀미를 방지하는 효과는 있으나 기억 장치인 해마에 작용하여 아세틸콜린 분비를 막기 때문에 기억 장치가 일시적으로 차단되어 기억을 저장할 수 없게 됩니다. 멀미약에 과민한 사람은 젊은 사람이라 할지라도 잠시 건망증이나 기억 장애 증상이 생기기도 합니다. 심한 부작용이 나타날 경우 방금 한 일도 바로 잊어버리는 일이 생깁니다. 따라서 꼭 필요한 경우가 아니라면 멀미약 사용은 신중하게 결정하는 것이 좋습니다.

아세틸콜린이 뇌에서 어떠한 작용을 하는지 알아보겠습니다.

<table>
<tr><td>뇌에서의
아세틸콜린
작용</td><td>

○ 아세틸콜린은 뇌의 앞쪽에 있는 바닥앞뇌(Basal Forebrain)에서 주로 만들어져서 아세틸콜린이 다니는 전용 경로를 따라 뇌 앞쪽과 중간 그리고 뒤쪽까지 전체로 퍼짐(아래 그림 참조)
○ 일부는 뇌교에서 나와 시상과 주변 뇌교 및 연수 부위에 작용
○ 주의력, 집중력, 인지력 조절
○ 아세틸콜린은 뇌의 10번째 뇌 신경(미주 신경)의 끝부분에서 분비되어 몸속 장기의 기능을 조절

</td></tr>
</table>

콜린성 물질이 다니는 길

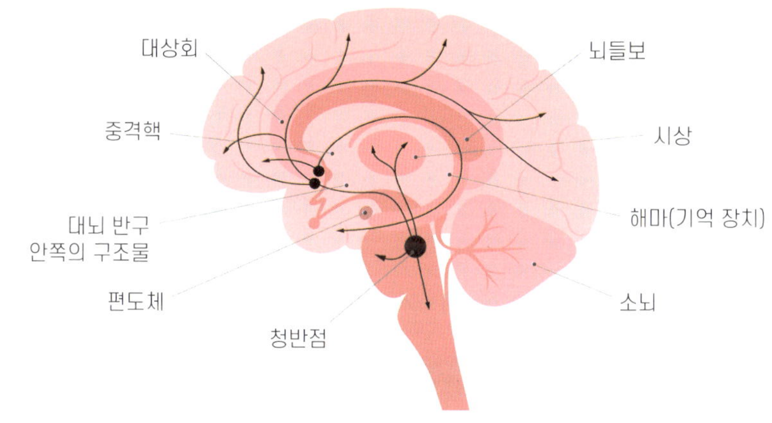

뇌의 앞 방향   **뇌의 뒤 방향**

<table>
<tr><td>근골격계와
내장 기관,
혈관에서의
아세틸콜린
작용</td><td>

○ 혈관 확장제로 작용하며 심장 박동을 느리게 하고, 심장 근육의 수축을 감소시켜서 심장과 혈관의 균형을 잡아 주는 작용 → 혈액이 흐르는 우리 몸의 모든 신체 기관에 영향을 미침
○ 상황에 따라 스스로 알아서 활동하며 호흡 조절, 심장 박동·소화 기능·수면을 조절해 주고 비뇨 기관의 기능에 관여
○ 근골격계에서는 근육의 수의 운동(내 생각대로 근육을 움직일 수 있는 운동)에 관여

</td></tr>
</table>

이렇듯 우리 몸의 내외부를 모두 아우르는 작용을 하므로 아세틸콜린은 우리에게 중요한 신경 전달 물질이 아닐 수 없습니다. 아세틸콜린은 위(1분에 3번 운동)와 대장(1분에 5번 운동), 소장(1분에 10번 운동)의 연동 운동에 관여합니다. 소장의 길이가 7m, 대장은 1.2m라는 것은 우리가 알고 있는 사실이나 합계 8m가 넘는 장에 1억 개가 넘는 신경 세포가 분포하고 있다는 사실에 놀라지 않을 수 없습니다. 장이 튼튼해지기 위해서는 장속에 존재하되 해롭지 않은 정상 균이 많아져 그 활동이 활발해져야 합니다.

장에 분포하는 1억 개의 신경 세포에서 각각 신경 전달 물질인 아세틸콜린을 분비합니다. 아세틸콜린은 뇌와 장에서 중요한 역할을 하며, 동일한 신경 섬유의 명령에 의해 움직이므로 둘의 관계는 남다르다고 할 정도로 가깝습니다. 뇌와 장은 서로 정보를 공유하는 전용 도로가 있습니다. 이를 '장-뇌-축'이라고 부릅니다. 이 전용 도로를 통해서 1억 개의 장속 신경 세포와 100억 개의 뇌 신경 세포가 서로 교류하면서 정보를 맞교환하고 서로의 부족한 부분에 대한 정보를 파악하여 상호 보완하는 등 밀접한 교류를 합니다.

소화기 관련 유명 의학 논문지 『란셋』에 의하면, 장속에 정상적인 유익한 세균이 많이 있으면 대장의 바로 위에 있는 간도 영향을 받으며, 간과 대장은 림프 채널을 통해 서로 영향을 주기 때문에 대장은 간의 정상적인 기능을 유지하는 데 상당히 도움이 됩니다.

의학자들은 장을 '제2의 뇌'라고 부르는데 그 이유는 다음과 같습니다. 장속에는 다양한 종류의 미생물들이 살고 있습니다. 사람의 몸에 사는 모든 세균과 미생물을 포함하여 총칭 '마이크로바이옴'이라고 부릅니다.

최근 관심을 받는 분야가 위장관을 포함하는 소화 기관 내 존재하는 '마이크로바이옴'이며 이들에 의해 장내 기능은 튼튼해집니다. 이 결과로, 튼튼해진 장의 신경 세포 수가 늘어나고 늘어난 신경 세포 수만큼 그 끝에서 분비되는 신경 전달 물질인 아세틸콜린의 분비량도 늘어난 신경 세포 수만큼 증가합니다.

외상, 즉 교통사고나 추락 등의 불의의 사고, 뇌출혈 등으로 뇌 앞쪽, 전두엽이 다치거나 기능이 떨어지게 되면 뇌의 앞쪽 전두엽 바닥에 해당하는 바닥 앞뇌에서 아세틸콜린이 만들어지지 못하게 되며, 정상 상태보다 부족한 아세틸콜린에 의해 증상이 나타나게 됩니다. 즉, 집중을 하지 못하거나 현 상황 또는 사물에 대한 인식을 제대로 하지 못하는 장애가 생깁니다. 또한 충동 조절에 문제가 생겨 갑자기 화를 내거나 폭력적 성격 장애가 나타날 수 있고, 욕망 조절이 안 되어 성과 관련된 돌발적인 문제를 일으킬 수 있습니다. 그리고 일상생활 중 감정 조절 장애가 나타나게 됩니다. 그 외에도 나이가 들어 노화가 심해지면 아세틸콜린이 충분히 생성되지 않아 치매성 기억 장애 증상이 나타나거나 행동 조절 장애가 발생합니다. 결론적으로 아세틸콜린은 뇌와 우리 몸속 오장육부의 기능에 중요한 역할을 하는 신경 전달 물질입니다.

(4) 에피네프린과 노르에피네프린 그리고 도파민

신경 전달 물질 중 우리 몸의 흥분 작용을 담당하는 신경 전달 물질이며 콩팥 위에 조그맣게 붙어 있는 부신에서 분비됩니다.

깜깜한 밤, 집 어딘가에서 평소와 다른 이상한 소리가 들렸을 때 그 상황에 대처하는 예전 아버지 세대의 역할을 떠올리시면 쉽게 이해할 수 있

에피네프린	뼈와 근육에 작용하여 신체를 보호하고 위험을 피해 빠르게 대처하는 역할을 하는 신경 전달 물질
노르 에피네프린	◦ 혈압을 올리고, 혈액 속에 당분을 공급하여 에너지로 쓰일 영양분을 공급 ◦ 집중력을 올려 주는 신경 전달 물질 ◦ 흥분 전달 과정이 순조롭게 이루어질 수 있도록 심장에서는 나가는 혈액의 양을 늘리고 혈관의 압력, 즉 혈압을 증가시킴

도파민	◦ 뇌의 중간 밑에 위치한 중간뇌에서 만들어짐
	◦ 신경 전달 물질로 작용하며 호르몬의 역할도 함
	  - 호르몬과 신경 전달 물질의 차이점 → 둘 다 신호를 전달하는 물질
	    ⓐ 분비 장소
	      신 : 신경 세포의 끝
	      호 : 내분비샘(뇌하수체, 갑상선 등)
	    ⓑ 이동 경로
	      신 : 연결 부위에서 신경 세포로 직접
	      호 : 혈액을 통해 이동 후 멀리 있는 표적 기관에 작용
	    ⓒ 속도 및 지속 시간
	      신 : 매우 빠름
	      호 : 느림
	◦ 호르몬으로 작용할 때는 혈액을 통해서 근육의 운동 기능을 담당
	◦ 신경 전달 물질로 작용할 때는 신경의 연결 매듭 부위에서 자기 역할을 함
	◦ 동기를 유발함으로써 즐거움을 느끼게 해 주고 뇌의 보상 시스템에 관여를 하며, 식욕, 성욕, 짜릿한 자극 후에 얻어진 보상의 경험을 바탕으로 분비량이 조절됨
	◦ 자폐증이나 주의력 결핍 또는 과다 행동 장애, 약물 남용 및 과한 소비 또는 쇼핑 중독 등과 관련
	◦ 무언가를 하고자 하는 의욕, 행복감, 운동 조절 등 뇌의 다양한 기능을 담당
	◦ 도파민 분비가 많아지면 의욕과 흥미를 느끼게 되고 일에 대한 성취감을 느끼게 됨
	◦ 운동 신경을 조절하는 기능이 있어서 근육이 규칙적으로 안정되게 움직일 수 있도록 해 줌
	◦ 도파민이 부족하면 근육 운동에 이상이 생겨서 손을 떨거나 몸이 굳어 가는 파킨슨병이 발생

습니다. 예상하지 못한 외부의 상황에 대해 빠르게 대처하기 위해 내 몸에서 분비되는 신경 전달 물질입니다. 현재 내가 처한 상황이 편안하고 안정된 상태가 아니라 불확실한 상황으로 판단되면, 내 안전을 위해 빠르고 적절하게 전투태세를 갖추기 위해 몸에서는 즉각 신경 전달 물질을 분비하여 이 문제를 해결하려고 시도합니다. 이때 분비되는 물질이 에피네프린과 노르에피네프린입니다.

이 신경 전달 물질은 아미노산 성분 중 한 가지인 '타이로신'이 몇 단계의 과정을 거친 후, 위기 상황에 대처할 수 있는 흥분성 신경 전달 물질의 형태로 만들어지게 됩니다.

이 과정을 조금 더 자세하게 설명하면 다음과 같습니다. 아시는 바와 같이 '우리 몸의 기본 구성 물질 3가지'는 탄수화물, 지방, 단백질입니다. 그 3대 구성 물질 중 하나인 단백질의 기본 단위를 '아미노산'이라 부릅니다. 즉, 단백질을 분해하면 아미노산이 됩니다.

아미노산의 한 가지 종류인 페닐알라닌에서 분해 과정을 거쳐 → 타이로신→ 도파민 → 노르아드레날린 → 아드레날린이 만들어지며, 각각의 특성에 맞는 흥분성 신경 전달 물질이 자기만의 고유한 역할을 하게 됩니다.

(5) 글루탐산

글루탐산	○ 흥분성 신경 전달 물질 ○ 척추동물의 신경계에 풍부하며 50여 가지의 다양한 신경 전달 물질 중 하나 ○ 공포증을 유발하는 데 일조 ○ 사고 현장이나 전쟁터에서 느낀 극한의 스트레스 후 생기는 '외상 후 스트레스 장애'를 유발시킬 수 있음

<table>
<tr><td>글루탐산</td><td>◦ 뇌의 학습 및 기억과 같은 인지 기능에 관여
◦ 가바(GABA, 감마 아미노부티르산)가 만들어지는 것을 방해</td></tr>
</table>

글루탐산은 다시마, 김, 소고기, 닭고기, 치즈, 호두, 버섯, 완두콩, 브로콜리, 토마토, 간장 같은 일부 식품에 들어 있습니다. 자연식품 외에도, 우리가 알게 모르게 매일 먹다시피 하는 인공 조미료가 이와 깊은 관련이 있습니다. 다양한 상품명으로 불리는 인공 조미료가 그것입니다. 100년 넘게 사용되고 있고 이제는 우리 주변의 거의 모든 음식점과 가정에서 사용되고 있는 인공 조미료, 즉 MSG(Mono Sodium Glutamate)가 글루탐산의 일종입니다. MSG는 1908년에 일본 동경제국대학의 이케다 키쿠나(池田 菊苗)에 교수가 실험실에서 다시마 육수를 증발시킨 후 남은 갈색 결정이 글루탐산임을 확인했으며, 이 맛은 해조류에서 느껴지는 맛을 재현해냈다고 알려져 있습니다. 이케다 교수는 이 맛을 '우마미'라고 불렀고 혀가 느낄 수 있는 5가지 맛 즉 쓰고, 짜고, 시고, 달고, 그리고 마지막 5번째 맛이 '우마미'이며 한국어로는 "감칠맛"이라고 부릅니다. 이후 이케다 교수는 글루탐산의 결정질 염인 글루탐산 일나트륨(Mono Sodium Glutamate), 즉 MSG를 대량 생산하는 방법을 특허 출원하였고 이후 전 세계적으로 퍼져 현재에 이르게 되었습니다. 최근에는 사탕수수를 발효하는 방법으로 만들고 있으며 과량 섭취 시 '중국음식점 증후군'이라 불리는 다양한 증상이 나타난다고 하지만 과학적으로 인정되지는 않은 상태입니다. 개인에 따라 다양한 증상이 나타날 수 있으나 이는 개인에게 나타날 수 있는 증상이나 반응으로 보는 경향이 있습니다. 따라서 인공 조미료에 의한 두통, 졸림 증상이 있을 경우 MSG가 포함된 음식을 피하는 것이 최선의 방

법이라고 알려져 있습니다. 그러나 현재까지도 MSG의 유무해에 관한 연구는 여전히 진행 중입니다.

(6) 세로토닌

단백질의 구성 성분인 아미노산 중 트립토판에서 만들어집니다. 뇌에서 일부 만들어지기도 하지만, 90%는 위, 소장, 대장에서 단백질로부터 만들어집니다. 트립토판은 필수 아미노산(체내에서 못 만들고 외부에서 공급되어야만 하는 아미노산)이라서 음식을 통해 섭취해야 합니다. 단백질이 풍부한 식품, 즉 소고기, 돼지고기, 닭고기, 우유, 요구르트, 치즈, 바나나, 콩 등을 통해 얻을 수 있습니다. 장에는 1억 개의 신경 세포들이 있는데, 장을 튼튼하게 해서 정상 세균총이 되살아나면 위, 소장, 대장에서 세로토닌을 더 많이 만들어 낼 수 있습니다. 세로토닌은 사람을 안정시키는 효과가 탁월합니다.

세로토닌	○ 사람의 기분을 좋게 해 주고 수면에 영향을 주며, 부족하면 우울증이나 불안감, 공황 장애가 발생 ○ 스트레스나 피곤이 누적되어 몸의 균형이 깨졌을 때 나타나는 식욕 부진, 폭식증과 관련 ○ 쾌락이나 도전성을 추구하는 도파민 그리고 흥분 상태에 반응하는 노르에피네프린을 억제하는 기능이 있기 때문에 마음의 균형과 정신적 안정감을 찾고자 할 때 중요한 역할 담당

불안증이나 우울증, 공황 장애 등을 의사가 치료할 때에도 세로토닌 조절 약물을 치료제로 사용합니다. 병의원에서 처방하는 불안, 공황 장애, 우울증 치료약의 대부분은 세로토닌 분비를 조절하는 약들입니다.

요즘 인터넷 포털에서 일반인을 위한 세로토닌 합성 증가 방법이 많이 기사화되고 있습니다. 몸과 마음을 안정시키는 데 도움이 될 수 있습니다.

(7) 가바(GABA, 감마 아미노부티르산)

GABA의 장점인 즉각적 효과와 지속적 개선을 위해 사용할 수 있으나, GABA 성분을 지속적으로 섭취하면 GABA에 대한 내성이 생길 수 있으며 자가 면역에 문제를 일으킬 수 있으므로 주의할 것을 전문가들은 권합니다. 즉, 외부로부터 공급되는 모든 것은 몸 내부의 균형을 깨뜨려 지금까지 유지되어 온 우리의 정상적인 면역 체계를 무너지게 할 수 있다는 것입니다.

가바	○ 신경에 억제적으로 작용하는 신경 전달 물질 ○ 신경이 흥분될 때 그 흥분을 가라앉혀 몸과 마음을 안정 상태로 유도함 ○ 식물이나 곡물에 들어 있으며 동물 중에는 인간을 포함한 포유류의 신경계에만 존재하는 신경 전달 물질로, 음식물 섭취로 얻는 게 아니라 우리 몸에서 자체적으로 만들어지는 아미노산 ○ 전체 신경 전달 물질량의 40% 정도를 차지 ○ 뇌 혈류 개선 및 산소 공급을 원활하게 해 주고 신경 안정 작용과 스트레스 해소, 기억력 증진, 혈압 강하 작용, 우울증 완화, 중풍과 치매 예방, 비만 및 갱년기 증상 등에 효과적

(8) 글라이신

아미노산 중 가장 간단하고 안정적인 화학 구조를 가지며 단백질을 만들어 내는 아미노산 중 하나입니다. 신경 세포의 연결 부위에서 신호 전달의 역할을 하므로 신경 전달 물질에 속합니다.

글라이신	○상황에 따라 흥분성과 억제성을 둘 다 나타냄 ○몸 안에서 에너지를 만들 때 필요한 포도당을 세포가 이용할 수 있도록 간과 근육에 저장된 글리코겐을 세포로 운반하는 역할 ○학습과 기억에 관련된 신경 전달 물질인 글루탐산의 전구물질 ○면역 시스템에도 관여하며, 체내 염증 및 면역 반응에 일정 부분을 담당

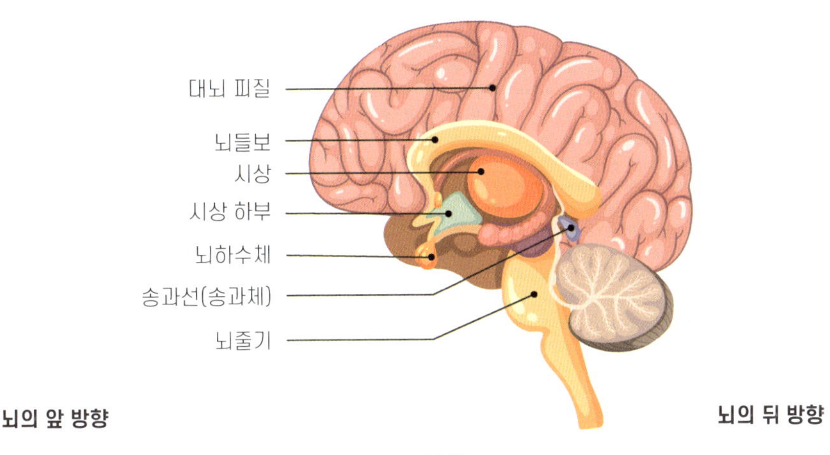

▲ 뇌 절단면

(9) 멜라토닌

뇌의 송과선에서 만들어집니다. 송과선(松果腺)은 솔방울처럼 생겼다고 해서 붙여진 이름이며 솔방울샘 또는 송과체(松果體)라고도 부릅니다. 송과선은 척추동물의 뇌 속에 위치하는 작은 내분비 기관입니다. 이 기관은 세로토닌에 의해 분비 신호를 받아 멜라토닌을 만들어 내는데, 이렇게 만들어진 멜라토닌 호르몬은 계절과 일주기 리듬에 의한 수면 패턴의 조절에 영향을 미칩니다. 송과샘은 그 이름에 걸맞게 작은 솔방울과 모양이 흡사합니다.

멜라토닌	◦ 밤에 많이 방출되어 수면을 돕고, 낮에는 분비가 줄어듦 → 부족하면 불면증이 생기고, 너무 많으면 우울증이 생길 수 있음 → 잠을 잘 자게 하는 작용을 하여 수면 유도제로 사용 ◦ 항산화 작용과 면역 조절 기능

약으로 인정하는 방식은 나라별로 기준이 다르므로 미국에서는 건강 식품으로, 한국에서는 의사의 처방이 필요한 약으로 분류됩니다.

(10) 히스타민

신경 전달 물질로 작용하는 히스타민은 각기 다른 4가지 종류의 수용체에 작용합니다. 우리가 알고 있는 콧물감기약으로 사용되는 항히스타민제는 각각의 히스타민 수용체에 작용합니다. 각각의 수용체 특성에 따라 히스타민의 작용은 조금씩 다릅니다. 마치 같은 회사에 다니는 사람들이라 하더라도 소속 부서에 따라 하는 일이 다른 것과 비슷합니다.

히스타민	◦ 염증에 대항하는 백혈구 수 증가 ◦ 알레르기 유발 ◦ 위산을 분비시켜 소화에 도움을 줌 ◦ 취침 · 기상 사이클에 영향을 줌 ◦ 농도 증가 시 강박성 인격 장애 유발

젊음과 정력을 되찾는 구체적 방법

제
2
장

1. 수기법(Manual Technique, 직접적인 훈련 방법)

› '휴식과 소화'를 담당하는 부교감 신경은 몸속의 2곳에서 나옵니다. 하나는 두개골 구멍을 통해 밖으로 나오고, 또 하나는 엉덩이뼈에서 시작됩니다. 양해 말씀을 먼저 드리고 시작하겠습니다. 이 책은 영어권 국가를 대상으로 영문판 발행을 기획 중인 관계로, 번역 과정의 편의를 위해 영어 단어가 표시됨을 미리 말씀드립니다.

뇌 속의 뇌줄기(Brain Stem)에서 나오는 부교감 신경은 뇌 뒤쪽(귓바퀴 뒤,

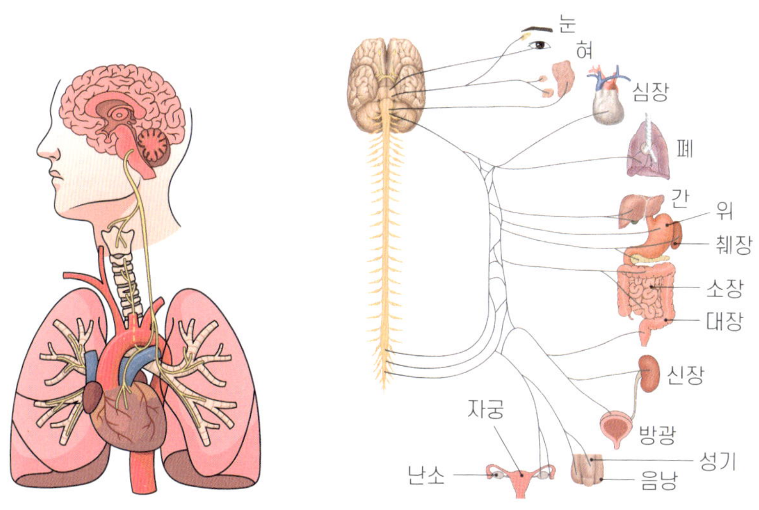

▲ 뇌와 인체 장기의 관계

튀어나온 뼈 아래 구멍)을 통해 나와 경동맥(목의 양옆, 맥박이 크게 뛰는 동맥) 주변을 거쳐 몸 앞쪽을 통해서 다시 몸속으로 들어갑니다. 몸속으로 들어간 부교감 신경은 몸속 장기(Internal Organ)의 기능을 조절합니다.

엉치뼈(Sacrum)에서 나오는, 노란색으로 표시된 부교감 신경은 비뇨 기관의 기능을 조절합니다(아래 그림 참조).

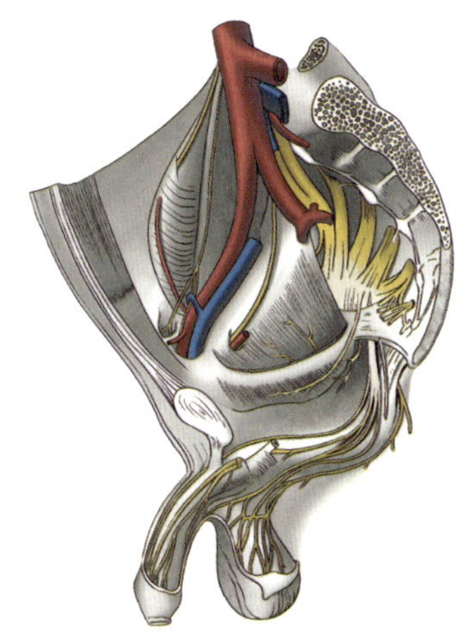

정력 증강 훈련법 중 수기법(Manual Technique)은 직접적인 방법이며 의학적으로 증명된, 부교감 신경의 작용을 이용하여 정력을 강화하는 방법입니다. 수기법(Manual Technique)이 어떻게 정력을 강화시키는지 그 메커니즘에 대해 알아보겠습니다.

(1) 수기법의 정력 강화 방법 및 매커니즘

나이가 들어가면서 노화 과정의 하나로 정력이 쇠퇴하거나 발기 부전 혹은 전립선 비대증 등 비뇨기 계통에 노화 증상이 나타나는 근본적인 원인은, 나이가 들어감에 따라 혈관의 탄력성이 떨어지고 혈관 내 동맥 경화성 물질이나 고지혈증에 의한 노폐물이 쌓여, 혈관 벽이 좁아졌기 때문에 혈액이 제대로 가지 못하기 때문입니다.

혈액에 의해 공급되어야 할 산소가 혈액 순환 장애에 의해 충분히 공급되지 못하면 조직에 공급되어야 할 필요한 만큼의 산소가 제대로 공급되지 못합니다. 노화에 의해 혈관의 산소와 이산화탄소의 운반 능력이 떨어지고 영양물질의 공급도 제대로 이루어지지 못하는 데에 그 원인이 있습니다.

우리의 몸속 장기는 다양한 형태의 스트레스를 받으면서도 정해진 규칙에 따라 일을 합니다. 그러나 기준치를 넘는 심한 스트레스가 바로 해결되지 않고 지속되는 상황이 되면, 몸에선 일단 그 문제를 해결하기 위해 혈액이 스트레스 받는 쪽으로 먼저 가게 됩니다. 평소에도 나이가 들어 약해진 혈관이 제 역할을 제대로 하지 못하는 상황에서 지속적인 스트레스를 받게 되면 더 이상 견디지 못하고 문제가 생기게 됩니다. 즉 산소와 영양물질 공급이 더 부족하게 됩니다. 나이나 스트레스 등 여러 가지 원인으로 약해진 혈관은, 겨우겨우 버텨 나가다 한계치를 넘는 스트레스를 받으면 갑작스런 변화에 적응력이 떨어져 이전과는 확연한 기능 저하가 나타납니다.

세상의 모든 이치가 그러하듯, 혈액 순환이 제대로 되지 않는 조직에는 생존에 필요한 산소와 영양분 공급에서 순위가 밀리고, 여기에 더해 혈관 벽 청소가 제대로 되지 않아 불순물이 쌓여 있던 혈관들은 예전보다 기능이 더 떨어지게 됩니다. 전쟁에서 물자 공급을 제대로 받지 못하는 군부대는 훈련에 집중하지 못하고 결과적으로 사기 저하와 함께 전투력을 상실하는 이치와 같습니다.

필요한 만큼 혈액이 충분히 가도록 조치하면 산소와 영양분 공급이 제대로 되기 때문에 모든 문제가 해결됩니다. 우리 몸의 특정 부위의 기능이 살고 죽는 건 결국 순환의 문제입니다. 산소와 영양분 공급이 부족하면 조직과 세포는 숨을 쉴 수 없기 때문에 맡은 일을 할 수 없습니다. 정력 감퇴나 전립선 비대증 증상이 나타나는 것은 같은 원리입니다. 의학적인 치료는 막힌 곳을 뚫어 주고 끊어진 곳을 연결해 주어서 산소와 영양분이 들어 있는 혈액이 많이 가도록 하는 것입니다. 요즘 병원에서 사용하고 있는 전립선 비대증 치료약도 이러한 원리를 이용한 방법입니다. 혈관을 넓혀서 혈액이 많이 가도록 작용하는 약입니다. 약으로 인해 혈관이 넓혀지면 핏줄 속으로 흐르는 혈액량이 늘고, 혈액 속에 있는 적혈구(동전 모양으로 생겼으며 강에서 물건을 운반하는 배 역할을 합니다), 즉 산소를 필요로 하는 곳에 산소를 공급하며, 산소가 가벼워서 날아갈까 봐 쇠줄로 붙잡아 놓습니다. ‘쇠줄’은 의학적으로 ‘철분’이라고 표현합니다.

철분이 부족하면 빈혈이 생긴다고 누구나 알고 있을 것입니다. 빈혈이 있는 사람에게 철분을 공급하면 적혈구 안의 가벼운 산소가 날아가지 못하도록 잡아 주는 역할을 하며 결과적으로 산소가 조직이나 세포에 원활하게 공급되어서 조직 활동이 활발해지기 때문에 전립선 기능이 회복됩니다. 병원에서 처방되는 전립선 치료제의 주된 역할은 좁아진 혈관을 넓혀서 혈액이 많이 갈 수 있도록 해 주는 것입니다. 약 복용 후 혈관이 확장되면 혈액 순환이 좋아지고 그로 인해 혈액 속 적혈구의 산소 운반 능력이 좋아지게 됩니다. 전립선 비대증 환자에게 치료 목적으로 약을 투여할 경우, 혈관이 확장되어 평소보다 혈압이 더 떨어지는 경우가 있어서 복용 중인 혈압약의 용량을 줄이기도 합니다.

요즘 위에서 이야기한 원리를 이용한 발기 부전 치료제가 개발되어 세계적으로 남자들에게 많은 인기를 얻고 있는 약이 있습니다. 발기 부전 환자들이 많이 사용하고 있는 발기 부전 치료제인데, 이 이야기를 들어 보셨나요?

발기 부전을 치료하는 약이 개발된 후 발기 부전 환자들에게서 큰 효과를 나타냄에 따라 세계적으로 큰 인기를 얻은 현재는 다양한 형태의 발기 부전 치료제가 사용됩니다. 약처럼 먹거나 물 없이 혀에 녹여서 먹는 약 등 다양한 형태의 발기 부전 치료제가 개발·사용되고 있습니다. 발기 부전으로 고생하는 환자들에게 즉시 개선 효과가 있어 많은 사람들이 즐겨 찾고 있으며 약의 작용 시간도 필요에 따라 다양하게 개발되었고, 발기 부전 효과에 더해서 전립선 비대증의 개선 효과를 나타내는 저용량의 약까지 개발·판매되고 있습니다. 발기 부전 치료제에 들어가는 비용은 전 세계적으로 급속히 커져서 현재는 가히 천문학적 규모의 비용이 투입되고 있습니다. 발기 부전 치료제의 혈관 확장 작용이 확실하여 개인 만족도 측면에서도 이점이 있다고 할 수 있습니다.

그러나 약물은 부작용이나 다양한 형태의 원하지 않는 증상이 나타납니다. 약 복용 후의 부작용으로는 발기 부전제의 혈관 확장 작용이 몸 전체에 나타나서 얼굴이나 뇌의 혈관이 넓어져, 얼굴이 술 마신 사람처럼 붉어지거나 심장 혈관에 작용하여 맥박이 빨리 뛰거나 가슴 두근거림 증상 또는 뇌혈관을 넓혀서 두통에 시달리게 되어 약 복용을 중단하는 경우가 종종 있습니다. 또한, 발기 부전 치료약은 약효의 지속 시간 동안만 효력이 발생하며, 오랫동안 반복적으로 사용할 경우 약에 대한 내성으로 인해 혈관 확장 작용이 약해지고 발기 효과가 떨어집니다. 약물을 사용하지 않고 정상적으로 발기가 되는 경우에는 오감(5가지 감각)을 통해서 혹은 상상력으로 또는 직접적 성적 자극으로 인해 음경의 혈관이 반응하여 자극을 받을 때마다 성기의 혈관이 확장되고 혈액의 흐름이 증가한 후, 그 상태가 일정 시간 유지되어야 정상적이라고 볼 수 있습니다. 이러한 반응이 정상적으로 유지되어야 약해진 신경 섬유가 튼튼해지는데, 발기 부전 치료약이 신경 섬유를 튼튼하게 해 줄 만큼 효과적이지는 못 합니다. 발기 부전 치료제의 혈관 확장 효과는 약효가 지속되는 시간 동안만 나타나므로, 혈관에 지속적인 혈액을 공급해야 기능 강화 효과를 유지할 수 있다는 의학적 논리 측면에서, '지속적 효과는 제한적'이라고 볼 수 있습니다. 요컨대, 발기 부전 치료제는 '급한 곳의 불을 일시적으로 꺼 주는 수준'의 약이라고 할 수 있습니다.

발기 부전 치료를 위한 현대 의학적 방법에는 발기 부전 치료 약물 외에, 발기를 위한 의학적 보조 기구를 사용하는 방법도 있습니다. 이 방법도, 보형물 삽입 수술을 하거나 링 등 기타 기구를 사용해야 하는 등 여러 가지 불편한 과정을 거쳐야 합니다. 외부적으로 상대방의 눈에 띄므로, 여러 가지 보형물이나 발기 보조물은 사용하기에 불편함이 있고 쉽게 접근하기에는 아직 문제점이 많으며 정신 건강 증진 측면에서 볼 때 바람직하지 않습니다. 근본적인 해결책 없이 그때그때 임시로 사용하는 약물이나 기구 등의 방법은 정신적인 측면에서, 약이나 도구가 없을 때 나타나는 자신감의 상실 또는 위축으로 이어질 수 있으며 기구 사용 시 상대방에게도 그리 좋은 인상을 주지 못하게 됩니다.

이상과 같이 부작용이 뒤따르는 약물 사용이나 기구 또는 수술 등을 이용하면 2차적인 정신적 자신감 상실이 발생하며, 약이나 기구에 의지하여 발기를 시킨다는 사실만으로도 상대적 열등감을 느낄 수 있습니다. 그에 비해 직접적 방법은 비뇨기 혈관을 확장시켜 혈액이 많이 가게 만들고 주변 모세 혈관이 재생되며 혈관도 확장되는 효과까지 얻을 수 있습니다. 조직과 세포가 산소 공급을 더 많이 받으면, 혈관과 항상 함께 다니는 부교감 신경 섬유까지 활성화되는 좋은 결과를 얻을 수 있습니다. 활성화된 부교감 신경의 끝부분에서는 '아세틸콜린'이라는 신경 전달 물질이 분비되어, 우리 몸속 내장 기관은 물론이고 뇌 그리고 뼈 주위 수의 근육(Voluntary Muscle)에 작용하여 예전의 근육 기능을 회복하는 효과를 얻을 수 있습니다.

'정력을 좋게 하려고 나이가 들어서 추태를 보인다' 또는 '굳이 그럴 필요가 있는가'라고 생각하는 사람이 있을 수 있습니다. 옳은 소리입니다만, 단순히 정력만 좋게 하려고 하는 것이 아니라는 아래의 사실이 그 무엇보다 중요합니다.

발기(Penile Erection)를 개선시키면 발기가 가능하도록 기능을 발휘하는 부교감 신경(Parasympathetic Nerve)이 튼튼해지고, 부교감 신경 말단(Parasympathetic Nerve Ending)에서 나오는 아세틸콜린(Acetylcholine)의 분비(Secretion)와 작용(Function)이 활발해지게 되어서, 우리 몸 전체에 긍정적 영향(Positive Effect)을 준다는 사실이 중요합니다. 아세틸콜린은 여러 번 언급한 대로, 뇌에서는 기억을 담당하는 해마(Hippocampus)의 기능을 좋게 하고 뇌의 앞머리 기능(Frontal Function : 사고력, 계획 수립, 감정, 문제 해결 등)을 좋게 해 주며, 몸속 장기 기능(Internal Organic Function)을 예전의 상태로 되돌아가게 합니다. 이와 같

이 좋아지는 이유는 뇌와 내장 운동(Brain and Internal Organic Function)을 조절하는 아세틸콜린의 절대량이 증가하기 때문입니다. 이 과정은 뒤에 자세한 설명이 나옵니다.

이와 같이 직접적인 방법, 즉 수기법(Manual Technique)을 사용하는 이유는 자연의 섭리에 어긋나지 않으면서 순리적이고 인간의 본능에 근거를 둔 방법이기 때문입니다. 이 방법은 우리의 몸과 정신을 향상시켜 주는 근본적인 해결법입니다.

약물이나 외부로부터 제공되는 모든 방법을 배척하고, 자연적이며 순리적인 방법인 수기법(Manual Technique), 즉 직접적 접근 방식(Direct Approaching Method)은 책에서 추구하는 자연 정력 증강법의 핵심입니다. 꾸준한 마음으로 육체적·정신적 건강을 위해 걷기 운동을 하듯, 그런 마음 자세로 실행한다면 정신 건강은 물론이고, 육체적으로도 자신감 넘치는 생활을 누릴 수 있습니다.

부교감 신경 활성화 방법에는 여러 가지 방법이 있습니다. 그중 첫 번째 방법이 직접적 자극 방법입니다. 음경 마사지법은 피부 및 근육 모양과 방향에 따라 마사지하는 방식으로, 근육과 신경이 서로 연결되는 접합부의 부교감 신경이 활성화되면서 연속 반응으로 혈관이 확장되고 음경 근육 안으로 들어가는 혈액량이 늘어나며, 발기가 되어 있는 동안 음경 밖으로 빠져나가는 정맥피의 퇴로를 막아서 빠져나가지 못하도록 합니다. 그 결과로, 해당 음경의 근육은 발기되어 경직되고 크기가 커집니다.

혈액 순환이 활발해지면 정액 생성도 개선되어 정액 배출을 위한 정소(고환)의 기능과 전립선의 기능도 좋아져서 요실금(Incontinence : 소변을 조금씩 지림)이나 절박뇨(Urinary Urgency : 소변이 마려우면 참지 못하고 실수하는 증상) 등이 없어지게 됩니다. 결과적으로 성과 관련된 주변 기관들의 기능을 정상화시키고 좋아지게 하는 효과가 있습니다. 이러한 결과를 얻은 다음에는 그다음 단계의 더 좋은 결과물을 얻을 수 있습니다. 이 과정에는 부교감 신경 끝에서 분비되는 아세틸콜린이 그 역할을 담당합니다. 신경 섬유 끝(Nerve Ending)에서 아세틸콜린이 잘 분비되면, 신경 섬유와 맞닿아 있는 근육 섬유의 작용이 활성화됩니다. 즉, 신경과 근육의 연결점(Neuromuscular Junction)에서 에너지의 흐름이 정상을 찾게 되고, 이러한 정상적 과정이 반복되면 약해진 신경 섬유의 기능이 되살아나서 몸 전체로 퍼지게 됩니다. 음경 발기(Penile Erection)는 엉치뼈에 있는 2, 3, 4번째 천추 신경(2nd, 3rd & 4th Sacral Nerve)이 발기(Penile Erection)와 비뇨기를 담당(Genito-Urinary Organic Function)하는 부교감 신경 작용을 합니다.

남성의 음경 발기와 마찬가지로, 여성에서도 남성과 동일한 현상이 나타납니다. 성적인 흥분에 의한 반응으로 원활한 성교를 위해 질이 넓어지고, 성기로 가는 혈관이 확장되어 혈액량이 증가하며 음핵이 커지게 됩니다. 남성과 여성에서 성적인 반응을 일으키는 의학적 기전을 설명하겠습니다.

① 성적인 반응에 대한 의학적 기전

성적으로 자극이 오면 부교감 신경 섬유 끝에서 분비되는 아세틸콜린이, 남녀 성기의 혈관 안쪽 세포에서 혈관 확장제인 '산화 질소'를 분비하라고 혈관에 명령을 내립니다. 명령을 받은 혈관 안쪽 벽에서는 산화 질소가 만들어집니다. 이렇게 만들어진 산화 질소는, 남성의 경우 음경으로 가서 음경 근육 사이사이에 있는 혈관들을 넓혀서 혈액량을 증가시킵니다. 음경 혈관 속에 혈액이 꽉 차게 되면 음경 근육은 부피가 커지고 단단해집니다. 이 상태를 일정 시간 동안 지속시켜서 음경 동맥의 피가 빠져나가지 못하도록 유지하면 그동안 발기는 지속됩니다. 발기 지속 시간 동안에는 혈액이 빠져나가는 출구, 즉 퇴로에 해당하는 정맥을 팽창된 근육이 눌러 혈액이 빠져나가지 못하도록 만듭니다. 이런 상태에서는 발기가 계속 지속됩니다.

혈관 안의 혈액이 꽉 채워져 있는 시간, 즉 발기 지속 시간을 늘리기 위해서는 반복적인 꾸준한 연습이 중요합니다. 이 반응에 익숙해지도록 연습하는 것이 첫 번째 단계입니다. 모든 근육은 반복적인 연습으로 단단해집니다.

이 방법의 핵심은 부교감 신경을 활성화시키는 데 그 목적이 있습니다. 이 목적을 달성하기 위해서는 반드시 지켜야 할 주의점이 있습니다. 정액 배출 시 환경과 내 몸의 상태를 정확하게 알고 연습해야 합니다. 제일 쉽게 실수하는 경우는 성적 접촉(Direct Sexual Contact)을 많이 하는 경우입니다. 성적 접촉은 몸에서 과도한 흥분 상태를 일으키게 됩니다. 이 상태에서는 우리가 목적하는 부교감 신경의 활성화보다는 교감 신경이 활성화되기 때문에, 교감 신경의 작용으로 인해 혈압이 많이 올라가고 심장 박동이 빨라져서 몸에 좋지 않습니다. 따라서 우리가 바라는 최종 목적은 건강을 개선하는 것이기 때문에 과도한 흥분 상태가 되는 것을 피해야 합니다. 따라서 직접적인 성적 접촉 과정에서 발생하는 심장 박동 수 증가 및 혈압 상승 등과 같은 과도한 흥분 상태는 피해야 하므로 '자가 수기법

(Self Manual Technique)'을 권장하는 것입니다.

몸속 오장육부(Internal Organ)에 분포하는 것과 동일한 신경 섬유(Nerve)의 지배를 받는 남녀의 성 기관(Female and Male Sexual Organ)은 몸 밖으로 노출되어 있음에도 불구하고, 아주 오랜 세월 동안 부교감 신경을 강화하는 방법으로 남녀의 성 기관(Genital Organ)을 이용하지 않았습니다. 꽤 오랜 세월이 흐르는 동안 사람들은 '정력을 좋게 하는 방법'을 알고 싶을 때는 예전부터 전해 내려오는 동서양의 정력 관련 서적을 보는 게 일반적이었습니다. 정력과 관련된 책의 내용을 보면 현대 의학적으로 또는 과학적으로 증명되지 않은 경우가 대부분이며, 자극적인 내용이 많아서 오히려 교감 신경계를 흥분시켜 혈압이 오르고 맥박 수가 증가하여 건강에 해로운 경우도 생깁니다. 요즘에는 우리가 쉽게 접할 수 있는 스마트폰을 이용하여 성적 관심 분야에 대해 다양한 해결 방법을 찾아보거나 시도해 보는 것이 일반적입니다. 예전에는 정력과 관련해서 사람들이 선택한 방법을 보면, 양기(남자의 기운)를 보호하고 몸에 좋다는 음식을 먹거나 갖가지 동식물이 재료가 되는 약을 구해서 먹는 경우가 많았습니다. 이러한 오랜 폐습으로 인해 물개 등 특정 동물들은 최근까지 세계적 멸종 위기에 몰리기도 했습니다.

또 다른 정력 증강 방법 중 기본 체력을 보강하여 정력을 강화하는 방법도 흔하게 접근하는 정력 증강법 중 하나였으나, 체력이 좋아지고 근력이 좋아진다고 해서 정력까지 좋아졌다는 소리를 많이 듣지는 못했습니다. 물론 부교감 신경의 작용 중 하나인 수의근(Voluntary Muscle)의 강화 작용으로 인해 아세틸콜린 분비가 증가한다는 이론으로 설명할 수 있는 과학적 근거는 있으나, 근력 증강이 전문가 수준의 효과를 보려면 운동 과정에서 받는 스트레스가 작용하여 교감 신경의 흥분 작용이 나타납니다. 일부 운동선수들은 욕심이 지나쳐서 스테로이드를 사용해 근력을 키우는 경우도 예전에는 심심치 않게 들었던 기억이 있습니다. 요즘에는 도핑 테스트를 엄격하게 실시하여 그런 일이 흔치는 않습니다만, 좋은 성적을 얻고 싶어서 무모하게 약물을 사용하는 일은 없어야 합니다. 결론적으로 말씀드리면, 무리한 근력 강화가 그 사람의 정력을 좋아지게 할 정도로 음경에 직접적인 영향을 주지 않는다는 것이 일반적인 결론입니다.

수기법(Manual Technique)은 직접적 방법이면서도 효과가 확실합니다. 왜 그러한지 그 과정을 현대 의학적으로 설명하겠습니다.

② 수기법의 의의와 방법 및 효과

수기법(Manual Technique)을 이용할 때 대상이 되는 비뇨 기관(Genito-Urinary System)은 인체에서 '급소'에 해당합니다. 누구나 알듯, 급소는 잘못 건드리면 위험하고 몸에서 중요한 부분인 것은 틀림없습니다. 그런 의미에서 먼저 급소에 대한 의미를 정확하게 파악한 후 수기법에 접근하면 그 결과는 안전하면서도 큰 효과를 볼 수 있습니다.

급소(The Most Dangerous Point)의 사전적 의미를 보면,
◦ 외부 타격에 극히 민감하며 정도에 따라서는 목숨이 좌우되는 부위
◦ 사물의 가장 중요한 곳입니다.

본인에게 아무리 소중하고 중요한 곳이라도, 방치하고 사용하지 않으며 그대로 놔두면 본래의 기능을 잃게 됩니다. 왜냐하면, 손이 미치지 않는

곳은 어디든 먼지가 앉고 때가 껴서 제대로 된 기능을 발휘할 수 없기 때문입니다. 그러나 관심을 갖고 정기적으로 관리해 주는 곳에는 노폐물도 끼지 않으며, 정상적인 기능을 하는 데 문제가 생기지 않습니다. 특정 부분에 적절한 관리를 해 준다는 것은 관심 있는 부위가 정상적인 기능을 유지하도록 조건을 맞춘다는 의미입니다.

  제1장 첫 부분의 정기신 이론을 설명하는 과정에서 이야기한 것에 대해 좀 더 자세하고 쉽게 생리학적 관점에서 설명하겠습니다. 몸을 구성하는 모든 장기(Organ)와 장기를 이루는 세포(Cell)는 생명을 유지하기 위해서 산소와 영양분이 필요합니다. 외부로부터 얻은 영양분은 소화기를 통해 흡수된 후 세포 조직(Cellular Tissue) 안으로 들어가고, 산소의 도움을 받아 에너지를 만들어 냅니다. 이 과정에서 이산화탄소가 찌꺼기로 남아 정맥을 통해 폐로 운반되고 이것은 대부분 호흡으로 배출됩니다. 이러한 과

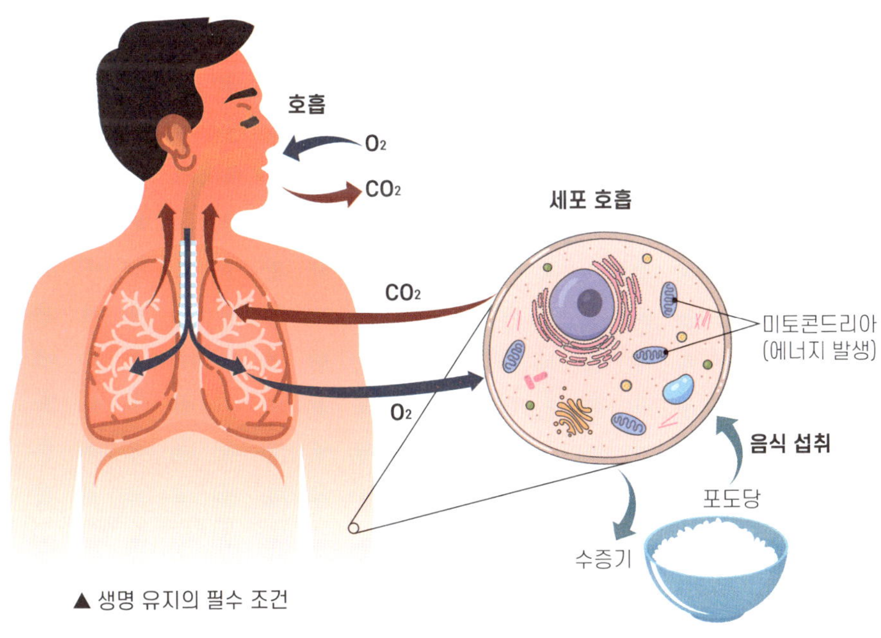

▲ 생명 유지의 필수 조건

141

정, 즉 영양분 공급과 산소, 이산화탄소 순환이 잘 이루어지면 그 세포는 활동이 왕성한 정상적인 세포로 살아남게 됩니다. 앞의 그림을 기반으로 설명하면 다음과 같습니다.

- 음식으로부터 영양분 섭취[한의학에서는 '수곡지기(음식에서 얻어지는 에너지]']에 해당.
- 호흡에 의한 산소, 이산화탄소 순환[한의학에서는 '천공지기(하늘의 공기에서 얻어지는 에너지)]']에 해당.
→ 조직 세포가 생명 유지에 필요한 에너지를 얻어 살아가는 기전입니다.

· 산소와 에너지 및 건강의 관계

사람은 영양분 섭취와 산소 및 이산화탄소의 대사(Metabolism)에 의해 생명을 이어갑니다. 그 과정을 실행하는 담당자 역할을 하는 것이 미주 신경(Vagus Nerve)입니다. 미주 신경은 영양분을 흡수하는 소화 기관의 기능뿐 아니라, 심장과 폐의 작동과 운영을 맡고 있습니다. 물론 이때는 흥분을 담당하는 교감 신경(Sympathetic Nerve)과 교류하면서 항상 균형을 맞추어 강약을 조절합니다. 미주 신경은 몸이 안정된 상태일 때, 우리 몸속의 장기를 정상적으로 운영하며 근육 운동을 주관합니다. 이때 몸속 장기와 몸을 구성하는 외부의 모든 근육에 직접 명령을 내리는 물질이 바로 '아세틸콜린'입니다.

아세틸콜린은 뇌에서도 만들어지는데 뇌의 앞쪽 기능과 기억 장치인 해마(Hippocampus)의 기능을 조절합니다. 부교감 신경 역할을 하는 미주 신경과 미주 신경 끝에서 분비되는 아세틸콜린의 활동을 예측 가능(Predictable)하도록 운영하면 뇌와 몸속 내장 기관을 건강하게 유지·관

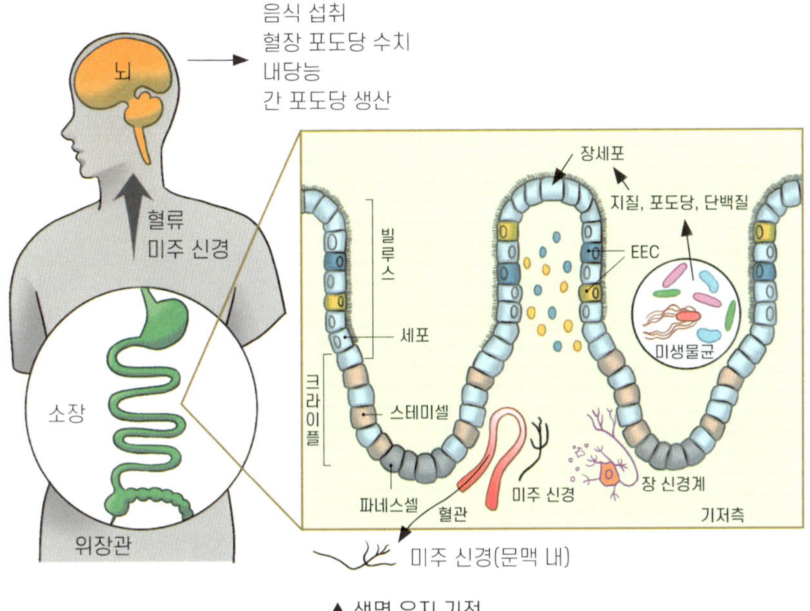

▲ 생명 유지 기전

리할 수 있을 뿐 아니라, 몸 밖의 정력 관련 기관인 성기까지 원상 복구시켜서 정상적으로 기능할 수 있도록 만들 수 있습니다.

이 과정을 조금 더 자세하게 설명하겠습니다.

우리 몸속 장기(Internal Organ)는 현미경으로 보면 조직 세포로 구성되어 있습니다. 조직 세포가 맡은 역할을 잘하기 위해서는 외부로부터 공급되는 영양분과 호흡을 통해 얻는 산소가 필요하며, 이를 적재적소에 배달하는 '혈액 순환'이 원활하게 이루어져야 합니다. 이 원칙만 잘 지키면 약해진 조직과 장기의 기능은 원래 상태대로 되돌아올 수 있습니다.

나이가 들거나 기타 여러 가지 질병, 부상 등이 발생하면, 정상적인 영양분 섭취가 어려워지고 호흡을 통해 이루어지는 산소 공급에도 문제가 생기게 됩니다. 여기서 산소 공급에 문제가 생긴다는 의미는 정상적인 호흡

143

으로 얻는 산소뿐 아니라, 질병 때문에 정상적으로 이루어지던 조직 단위에서의 산소 공급이 원활하지 못하게 되는 것을 포함합니다. 산소와 영양분이 있어야 정상 활동을 하는 '세포 호흡 과정'에 문제가 생긴다는 의미가 됩니다. 특정 부위의 기능이 제대로 작동한다는 의미는 '산소와 영양분의 흐름이 순방향으로 진행함'을 의미합니다.

흐르는 물이 장애물에 막혀 멈춰 서거나 물길이 약해져서 끊기거나 한자리에 머물며 흐르지 못하면 문제는 발생합니다. 여기서 물은 사람의 혈액을 뜻하고 혈액 속에는 적혈구에 의해 운반되는 산소와 소화 기관을 통해서 흡수된 영양분이 들어 있습니다. 이러한 문제의 해결을 위해서는 물길을 막는 방해물을 치워 주거나 막힌 곳을 뚫어서 원래의 방향으로 물이 흐를 수 있도록 조치해 주면, 그 물길은 원래대로 원상 복구됩니다. 사람의 몸도 자연과 다르지 않습니다. 그 원칙을 지키면서 건강을 회복하려면 우리가 알고 있는 기본 조건에 충실해야 합니다. *즉, 영양분과 산소의 순환 길은 막힘이 없어야 하고, 순환의 근본 원리가 되는 혈액 속 산소 공급과 이산화탄소 배출에 문제가 없어야 합니다. 요컨대, 들고 나는 길에 막힘이 없어야 합니다.*

이러한 조건에 부합하기 위해서는 위험에 대처하는 임무를 맡는 교감 신경계(Sympathetic Nervous System)와 안정된 상태를 유지하려는 부교감 신경계(Parasympathetic Nervous System)의 양쪽 균형이 잘 이루어져야 합니다. 즉, 내장 기관(Internal Organ)의 기능이 정상적으로 작동하기 위해서는 정신적으로 안정이 되어야 하고, 일상적인 평소의 환경이 유지되어야 합니다. 누구나 이해할 수 있는 이 원칙을 지키면 모든 장기(Organ)는 원래의 기능을 회복할 수 있습니다. 우리의 관심 분야인 정력의 기능도 같은 원칙 아래에서 원상 복구할 수 있습니다. ***정해진 규칙에 따라 예측이 가능한 움직임을 지속하고 안정된 상태를 유지하는 것이 중요합니다.*** 이러한 상황이 유지되는 조건에서 정력이 개선된 효과를 본인이 느낄 정도가 되려면 최소 1년 이상의 변함없는 꾸준한 노력을 기울여야 합니다.

· 수기법의 실행 방법

수기법(Manual Technique)은 근육과 생김새에 따라 그 모양대로 해당 부위의 혈액 순환이 잘 되도록 부드럽게 마사지하고 자극하여 혈액 순환이 더 잘 이루어질 수 있도록 시작합니다.

일단, 발기가 되면 그 정도에서 진행을 멈춥니다. 첫 번째 단계에서는 음경 발기에 필요한 조건을 충족시키고 익숙해지는 것을 목적으로 삼습니다. 발기를 위해서는 그 외에도 성적 흥분을 일으킬 수 있는 방법이 사용될 수 있습니다.

마사지법은 누가 따로 가르쳐 주지 않아도 누구나 알고 있는 방법입니다. 근육과 생김새에 따라 그 모양대로 근육 운동을 하고 혈액 순환이 잘 이루어지도록 부드럽게 마사지하며 자극하고 혈액 순환이 잘 이루어질 수 있도록 하면 됩니다. 둥글게 생긴 곳은 둥글게, 길쭉한 것은 길쭉한 방향에 맞게 부드럽게 자극을 주면 해당 부위의 혈액 순환이 증가하여, 남자의 경우는 음경 발기가 되고, 여성의 경우는 상응하는 성기 반응이 일어나는데, 이는 비뇨 기관(Genito-Urinary System)에 분포한 부교감 신경(Parasympathetic Nerve)이 깨어나 반응을 일으키기 때문입니다.

발기(Penile Erection)는 엉치뼈(Sacrum)에 있는 부교감 신경에 의해서 발동이 걸립니다. 엉치뼈의 부교감 신경 끝에서 나오는 아세틸콜린이 혈관 확장제인 '산화 질소(Nitrogen Oxide)'를 분비하라고 혈관에 명령을 내립니다. 명령을 받은 혈관 안쪽 벽에서는 산화 질소가 만들어집니다. 이렇게 만들어진 산화 질소는 음경 근육 사이사이에 있는 혈관들을 넓혀서 혈액량을 증가시킵니다. 음경 혈관 속에 혈액이 꽉 차게 되면 음경 근육은 부피가 커지고 단단해집니다. 이 상태를 일정 시간 동안 지속시켜서 음경 동맥의 피가 빠져나가지 못하도록 유지하면 그동안 발기는 지속됩니다. 피가 빠져나가는 출구에 해당하는 정맥을 눌러 피가 빠져나가지 못하도록 만듭니다.

혈관 안의 혈액이 꽉 채워져 있는 시간, 즉 발기 지속 시간을 늘리기 위해서는 반복적인 꾸준한 연습이 중요합니다. 이 반응에 익숙해지도록 연습하는 것이 첫 번째 단계입니다. 모든 근육은 반복적인 연습으로 단단해집니다.

· 산화 질소의 발생 및 효과

이런 놀라운 변화는 발기를 일으키는 물질, 즉 몸속 '산화 질소'가 힘을 발휘하기 때문입니다. 산화 질소가 어떻게 만들어지고 어떤 효과를 나타내는지 조금 더 자세하게 알아보겠습니다.

산화 질소는 아미노산의 한 종류인 L-아르기닌(L-Arginine)에서 몸속 '산화 질소 합성 효소(Nitric Oxide Synthetase)'의 도움을 받아 만들어집니다. 이 과정은 주로 혈관 내피 세포, 신경 세포, 면역 세포 등에서 일어납니다. 몸속의 혈관 안쪽에서 만들어진 산화 질소는 혈압 조절, 소화 기관이나 방광 근육의 이완을 담당하며 말초 신경을 통한 혈관 확장 작용이 있습니다. 특히 엉치뼈에서 나와 남녀 성기의 발기를 담당하는 부교감 신경 섬유는, 혈관 안쪽에서 산화 질소를 만들도록 명령을 내리기 때문에 성기 발기

(Penile Erection)에 특히 중요합니다.

면역 세포에서 만들어진 산화 질소는 세균이나 바이러스의 침입을 막는 역할을 담당합니다. 특히 감기균이 호흡기를 통해 침입할 때, 비강(Nasal Cavity) 내에서 만들어진 산화 질소가 감기 바이러스를 차단하는 효과가 있다고 알려져 있으며 면역력을 높이는 효과도 있습니다.

산화 질소는 몸 밖의 대기 중에 존재하기에는 상당히 불안정한 상태이며 대기에 노출 시 수초 안에 사라집니다.

'산화 질소가 인체에 미치는 영향'에 관한 연구로 퍼치고트(Furchgott), 이그나로(Ignarro), 뮤라드(Murad) 등 3명의 박사들은 1998년 노벨 생리·의학상을 수상했습니다. '산화 질소가 심장 혈관을 넓힌다.'라는 사실에 대한 메커니즘을 증명한 공로로 수여되었습니다. 이전에도 심장 혈관이 동맥 경화(Arteriosclerosis)의 결과로 좁아져서 생기는 협심증(Angina Pectoris)을 치료하는 약으로 개발되어 내과 영역에서는 협심증 환자에게 치료제로 사용되고 있었습니다. 그러나 이들 3명의 노벨 생리·의학상 수상자들이 작용 원리와 과정을 정확하게 학술적으로 설명하고 과학적으로 진행 과정을 밝힌 것입니다. 최근에는 혈관 내피 세포(Vascular Endothelium)에서 만들어진 산화 질소가 발기 부전 치료제로 개발되어 세계적인 인기를 얻어서 속된 말로, '고개 숙인 남성들에게는 구원의 약'으로 그 역할을 톡톡히 하고 있습니다. 성기 혈관을 넓혀서 빠른 시간에 피가 차도록 유도하여 발기가 되도록 작용하는 실데나필(비아그라)를 개발하여 발기 부전 치료제로 사용 중이며, 물 없이 섭취하거나 혀에 녹여 먹는 등 다양한 복용법을 개발하여 시간과 장소에 관계없이 원할 때 발기시킬 수 있는 단계에 이르렀습니다. 약에 대해 점점 연구가 진행됨에 따라 적은 용량의 발기 부전 치료제는 성기의 혈관을 확장시키는 것 외에 성기 근처의 전립선으로 가는 혈관도 확장시켜서 전립선 비대(Prostatic Enlargement)에 의한 요실금(Urinary Incontinence) 및 야간 빈뇨(Urinary Frequency) 증상 치료제로 쓰이기도 합니다.

산화 질소, 즉 일산화 질소(Nitrogen Monoxide)는 대기 오염 물질인 이산화 질소(NO)나 마취 가스인 아산화 질소(N₂O)와 다른 분자입니다. 산화 질소는 몸속 대사 과정에서, 단백질의 구성 성분인 아미노산 중 아르기닌에서 만들어집니다. 아르기닌(Arginine)은 우리 몸속에서 스스로 만들어지므로 꼭 섭취해야 하는 필수 아미노산(Essential Amino Acid)은 아닙니다. 이를 비필수 아미노산(Non-Essential Amino Acid)이라고 부릅니다. 그러나 노화에 따른 생성 부족일 경우 육류를 섭취하면 아르기닌 생성에 도움이 됩니다. 아르기닌이 많이 포함된 음식물은 다음과 같습니다. 아르기닌이 풍부한 음식은 주로 단백질이 많이 포함된 식품들로, 닭 가슴살, 돼지고기, 소고기, 생선 등 다양한 육류 그리고 콩류와 견과류도 아르기닌의 좋은 공급원입니다. 병아리콩, 렌틸콩, 호두와 땅콩은 아르기닌이 풍부합니다. 유제품, 즉 우유, 요거트, 치즈 등은 아르기닌 외에도 칼슘 및 비타민 D와 같은 다른 영양소가 있습니다. 마지막으로, 아르기닌은 호박씨에서도 발견됩니다. 호박씨는 아르기닌 외에도 마그네슘과 아연을 포함하고 있어 건강에 유익한 간식으로 추천됩니다.

요즘에는 건강에 관심이 있는 사람들이 늘어 음식 외에도 간편한 건강 보조 식품 형태로 개발된 아르기닌(혹은 '알지닌')을 섭취하는 사람도 많습니다. 몸속으로 들어간 아르기닌이 얼마만큼의 산화 질소를 만들어 낼 수 있는지, 그 효과에 대해서는 치료제로 인정될 만큼의 수준이라고는 말할 수 없으며 말 그대로 도움이 되는 단계, 즉 건강 보조 식품 또는 도움을 주는 건강 보조제로 사용되고 있습니다. 이외의 또 다른 산화 질소 형태로는 마이크로바이옴(Microbiome, 사람 몸속에 존재하는 미생물 전체)을 이용하여 만든 산화 질소 형태의 건강 보조 식품이 있습니다. 우리가 흔히 통칭해서 '유산균(Lactobacillus)'으로 알고 있는, 엄청나게 다양한 형태의 마이크로바이옴을 이용하여 산화 질소를 안정화 상태로 만들어 복용하는 건강 식품도 최근 많이 등장하고 있습니다. 그러나 '약으로 사용할 수 있을 만큼 효과적인가'라는 측면에서 볼 때 아직 한계가 있습니다. 건강 보조 식품으로 정식 허가된 경구용 산화 질소도 건강에 도움이 될 수 있으므로, 여러 나라에서 각기 다른 마이크로바이옴을 이용하여 생산한 '안정화된 상태의 산화 질소'를 특허권 보유 상태에서 판매하고 있습니다.

이와 같은 다양한 형태의 산화 질소 이용법 중 산화 질소를 얻기 위해 우리가 할 수 있는 제일 좋은 방법은, 내 스스로 체내에서 산화 질소를 좀 더 많이 만들어 내는 방법을 찾아 이용하는 것입니다. 이러한 방법 중 한 가지가 바로 이 책에서 이야기하는 '정력 증강법'입니다. 이 방법을 이용하여 정기적으로 산화 질소 분비를 증가시켜 혈관을 확장하고, 혈류(Blood Flow)를 증가시킴으로써 신경 섬유(Nerve Fiber)를 활성화(Activation)하는 방법입니다.

발기가 잘 일어나도록 하는 부교감 신경은 발기를 시키는 기능 이외에도 몸의 핵심이 되는 수많은 곳, 즉 몸속 심장, 폐와 소화기 등 모든 장기의 기능과 수의 근육(Voluntary Muscle)의 움직임을 담당합니다.

'부교감 신경의 활성화 방법'을 찾기 위해 과학자와 의학자들이 다양한 방법을 찾아 연구하고 있습니다. 의학적 연구는 심리학, 정신과학, 내과학, 신경과학 등 의학 관련 논문으로 또는 임상학적 데이터에 의한 결과 발표 등 다양한 결과물이 여러 나라에서 많이 발표되고 있습니다. 최근 활성화되고 있는 동영상 및 온라인 매체 등을 통하여 부교감 신경과 관련된 다양한 결과를 직접 접할 수 있습니다.

부교감 신경의 활성화 방법에는 직접적인 방법과 간접적인 방법이 있습니다.

간접적인 방법의 장단점	
장점	단점
◦ 그 결과가 몸에 유익하지만 직접적인 방법과 비교할 때, 접근 방법 측면에서 정신적 부담을 덜 느낄 수 있음 ◦ 실행 방식이 사회적으로 괴리감이 없고 자유로움 ◦ 정신적 안정을 도모하고 평온을 유지하는 데 효과가 탁월하며, 안전함 ◦ 긴장을 없애고 불안, 우울, 불면증 등 정신적 불균형으로 생기는 증상에 효과적	◦ 좀 더 많은 시간 투자와 노력이 필요 ◦ 본인이 느낄 정도의 효과를 얻기 위해서는 좀 더 긴 시간이 필요

그러나 정력 증강을 통해서 건강을 되찾고 확실한 결과를 보고 싶을 때는 직접적 방법을 택하는 것이 효율적이라고 생각합니다. 비교적 짧은 시간 안에 결과를 느낄 수 있습니다. 직접적 실행 방법은 누구나 쉽게 접근할 수 있으며, 듣고 바로 시도해 볼 수 있는 방법입니다.

2. 정력 증강 훈련법 중 간접적 방법('삼킨 침 뒤따라가기법'의 이해)

› 한번 설명을 들으면 누구나 그 자리에서 바로 실행해 볼 수 있는, 쉽지만 효과 또한 확실한 방법입니다. 효과가 좋아지는 이유를 이론적으로 또는 의학적으로 분명하게 알고 실행하면 효과가 더욱 좋습니다.

삼킨 침 뒤따라가기법은 내 마음속으로 상상하는 '삼킨 침'을 도구로 이용합니다. 이 방법은 우리들 마음과 육체를 안정시키고, 몸속 내장 기관의 기능을 강화하는 호흡법입니다. 이 실행법의 요점을 알려드립니다.

마음속으로 부교감 신경이 지나가는 길을 따라가면서, 길 옆에 있는 내장 기관에 잠시 관심을 기울이는 방법입니다. 미주 신경이 지나는 길을 독자들이 잘 모르기 때문에, 이해를 돕기 위해서 미주 신경 대신 침 삼키는 방법을 이용합니다.

몸속 미주 신경(Vagus Nerve, 10번 뇌 신경)의 경로를 알기 위해서 온라인이나 해부학 서적에 나와 있는 미주 신경의 경로를 익힌 후, 수시로 그 경로를 떠올리는 방법입니다. 독자들은 미주 신경을 직접 본 적이 없기 때문에 침 삼키기를 이용해서 그 역할을 대신하도록 합니다. 이는, 남녀노소 누구나 쉽게 할 수 있고 정신적으로나 육체적으로 힘든 부분 없이 실행할 수 있는 쉬운 방법입니다. 침을 삼키고, 그 길을 따라가면 됩니다. 매일 그 길을 떠올려 익숙해지도록 연습하면 됩니다.

삼킨 침 뒤따라가기법에 익숙해지려면 준비 과정이 있습니다. 즉, 정해진 정신 집중법과 호흡법을 따라야 합니다.

누구나 이전에 한번은 들어본 적이 있을 것으로 생각되는 복식 호흡법 또는 명상 호흡법과는 다른 호흡법입니다.

독자들께서 혼동할 가능성이 있기 때문에 기존의 호흡법과 '삼킨 침 뒤따라가기법'이 어떠한 점에서 차이점이 있는지 간단히 말씀드립니다.

'삼킨 침 뒤따라가기법'은 이 책 제1장에서 설명한 기본 모드망(Default Mode Network, DMN)에 관한 이론을 근거로 합니다. 기본 모드망 이론은 의학적으로 증명된 사실이며, 최첨단 의학적 진단 기계로 그 존재 부위가 밝혀졌음을 알립니다.

일반적 명상 수련법이나 다양한 방법의 단전 호흡은 정신을 가다듬어 잡념을 없애고, 단전 또는 하복부에 생각을 집중하는 복식 호흡법입니다. 물론, 움직임을 추구하는 방식과 정적인 상태에서의 호흡법은 실행 방법에서 차이가 있습니다. 일반적인 명상 호흡법의 경우 정신을 집중하는 부위가 대부분 단전으로 정해져 있습니다.

'삼킨 침 뒤따라가기법'은 마음을 가다듬고 호흡하는 동안 생각을 '정해진 특정한 한곳'에 두지 않습니다. 호흡하는 동안 생각도 숨길을 따라 움직입니다. 한곳에 생각이 오래 머물면 뇌의 DMN 시스템이 작동하여 잡념이 들어오게 됩니다. 잡념이 들어오는 현상에 대해 여러 가지 표현법으로 이야기하지만, 그건 수양이 부족한 것이 아니며 사람이면 누구나 겪는 뇌의 정상적 작동법입니다. 잡념에 대한 뇌의 정상적인 잡념 발생 과정을 DMN에서 맡아서 합니다. 현대 의학적으로 이러한 사실이 밝혀진 게 그리 오래되지 않았습니다. 이러한 사실은 의학적 특수 진단 기계를 통해 밝혀진 사실이며, 이전까지는 뇌에서 잡념에 대한 대응을 특정 부위가 맡아서 하고 있다는 사실 자체를 몰랐습니다. 그러나 MRI 등 최신 진단 기계가 등장하면서 사진으로 그 사실이 밝혀진 것입니다.

정신을 정해진 한곳에 오래 집중하면 뇌의 '기본 모드망'이 활성화되면서 잡념이 생기게 됩니다. 이 문제점을 해결하기 위해 호흡을 따라가며 정신 집중점을 옮겨 가는 방법을 이용합니다.

(1) '삼킨 침 뒤따라가기법'의 실행

침을 꿀꺽 목 뒤로 삼켰다고 생각해 봅시다. 목을 지나(이 부위에는 인후와 성대도 있습니다) 가슴으로 내려가서 양쪽에는 폐가 있으며 중심에는 심장이 있고 중앙에는 식도가 지나갑니다. 더 내려가면, 위에 도달합니다. 그 근처에는 간과 쓸개, 비장이 있는 부위입니다.

이때는 삼킨 침을 뒤따라가면서, 몸속 장기는 백미러로 뒤 차 보듯 슬쩍 인식만 하면 됩니다.

더 내려가면 큰창자, 작은창자가 있으며 갈비뼈 밑 뒤쪽으로 양쪽 콩팥이 있습니다. 더 밑으로 내려가면 방광 그리고 자궁(여성)과 나팔관이 나타납니다. 남성의 경우는 방광 밑 전립선이 있습니다. 그 위치까지 삼킨 침이 지나가며, 이후에는 천천히 코로 숨을 내쉽니다.

이렇게 호흡하고 생각하는 이유는 부교감 신경의 경로와 관계가 있습니다.

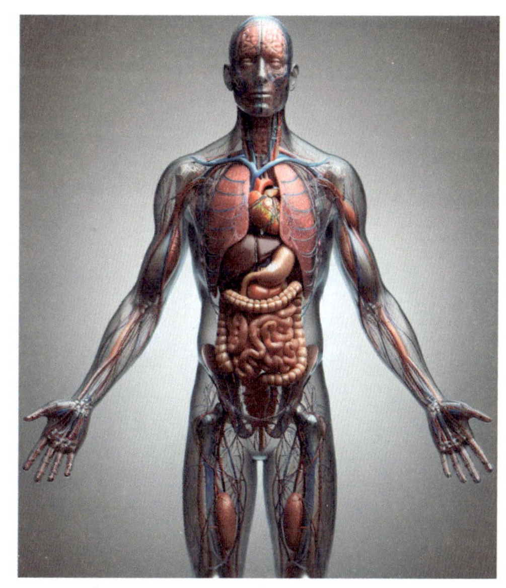

▲ 삼킨 침을 따라가며 인식할 장기들

153

(2) 부교감 신경의 경로

부교감 신경은 뇌와 척추 신경에서 나옵니다. 뇌의 중뇌와 연수 그리고 제2~제4 천추 엉치뼈의 척수에서도 나옵니다. 부교감 신경은 몸속의 내장 기관과 혈관, 심장 근육, 평활근, 분비선(Gland), 비뇨 기관과 연결되며 이들의 기능을 조절합니다. 부교감 신경을 중요하게 여기는 이유는 부교감 신경 끝에서 아세틸콜린이 분비되기 때문입니다.

아세틸콜린은 교감 신경의 절전 섬유 끝부분과 부교감 신경에서 나옵니다. 뇌에서는 바닥 앞뇌에서 주로 만들어집니다. 뇌에서 만들어진 아세틸콜린은 3가닥 분수처럼 위로 뻗어서 뇌의 각 부위로 퍼집니다. 뇌 앞부분과 기억 장치인 해마의 기능을 담당하며, 뇌에서 밖으로 나온 후에는 몸속으로 들어가서 온몸의 내장 기관 기능을 조정합니다.

10번째 뇌 신경(미주 신경)이 부교감 신경의 역할을 담당합니다. 미주 신경의 주행 경로를 조금 더 자세하게 언급하자면, 귀 뒤쪽에 있는 머리뼈의 작은 구멍을 통해 뇌에서 머리뼈 밖으로 나와, 경동맥 부위를 지나 목 앞쪽을 통해 다시 몸속으로 들어갑니다. 몸속으로 들어간 부교감 신경은 자율 신경(자기 스스로 알아서 자기 할 일을 하는 신경) 역할을 담당하며 심장 박동과 호흡을 조절하고 체온을 유지하는 기능을 합니다. 또한 목, 심장, 식도, 위, 간, 쓸개, 췌장, 소장, 대장, 방광, 전립선, 음경 등에 가지를 뻗어 기능을 조절합니다.

이런 중요한 역할을 하는 부교감 신경의 주행 경로를 따라 우리 생각을 이동시키는 방법입니다. 즉, 삼킨 침 뒤따라가기법의 경로는 부교감 신경의 진행 방향과 같습니다. 매번 삼킨 침 뒤따라가기법을 실행할 때마다 부교감 신경이 가는 길을 따라가게 됩니다.

　삼킨 침 뒤따라가기법은 우리가 그동안 존재조차 잊고 있었던 내 몸속 중요한 장기들에게 관심을 주는 방법입니다. 몸속 장기가 위치한 경로를 상상 속 침을 따라가면서 따뜻한 눈길을 줍니다. 눈길을 주는 효과는 우리가 생각하는 것보다 그 결과가 대단히 큽니다.

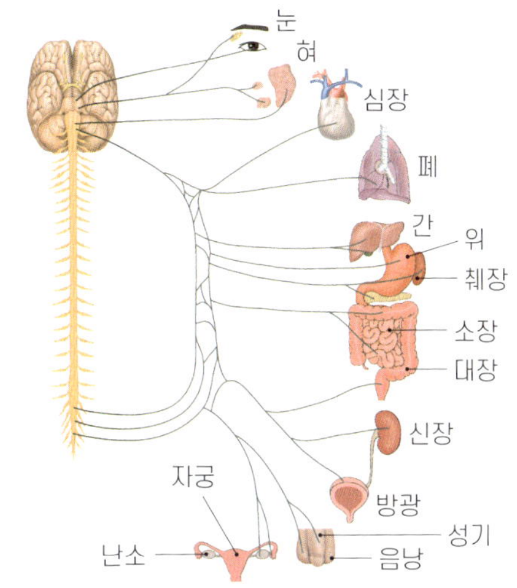

　예를 들면, 집 안에서 키우는 꽃을 보면서 "참 예쁘게 피었구나."라는 소리를 들려준 꽃과 관심도 없이 눈길 한번 주지 않으며 지나치는 꽃을 비교했을 때, 아름답고 싱싱하게 자라나는 정도가 확연히 차이가 난다는 것입니다.

　삼킨 침 뒤따라가기법을 내 생각이 쫓다 보면 어느덧 내 생각의 경로가 부교감 신경이 지나는 경로와 같고, 몸의 장기들을 따라가는 것과 내 생각의 경로가 일치한다는 것을 알게 됩니다.

　이와 비슷한 실험을 오래전, 공영TV 채널에서 방영한 적이 있습니다. 실험은 다음과 같은 조건으로 이루어졌습니다. 조그만 투명 사각 통 여러 개에 각각 쌀을 나눠 담고 방송국 직원들이 다니는 통로마다 위치가 다르게 놔두고, 한곳에 있는 쌀 상자를 향해서는 직원들이 오가며 "고맙고 감사하다."는 말을 매일 해 주고, 다른 곳에 놓여 있는 쌀 상자를 향해서는 갖은 욕설과 원망을 했다고 합니다. 각기 다른 통에 담긴 쌀의 신선도 결과는 확연히 차이가 났습니다. 좋은 말을 들은 상자 속 쌀은 원래 상태의 신선도를 그대로 유지했는데, 욕설과 저주에 가까운 말을 들은 상자 속 쌀은 곰팡이가 빨리 피고 상하는 속도도 빨랐다고 합니다. 이런 일이 과학적으로 맞는지 틀렸는지 증명하기에는 한계가 있다고 생각합니다만, 사람의 생각이 만들어내는 효과는 사물은 물론 우리 몸에도 영향을 미친다고 생각합니다. 꽃과 쌀 실험의 경우를 볼 때, 사람의 생각은 사물에도 영향을 주었습니다. 특히 생각의 대상이 내 몸에 있는 장기일 경우 호흡에 맞춰 부교감 신경의 경로를 따라 몸속에 따뜻한 마음을 줄 때, 그 결과는 실로 대단하여 우리가 기대하지 못했던 긍정적 결과를 얻는 데 도움이 됩니다.

삼킨 침 뒤따라가기기법을 통해 내 마음이 몸속을 따라가다 보면 해당 장기는 '따사로움과 관심을 받고 있음'을 느끼게 됩니다. 삼킨 침이 지나는 길은 바로 부교감 신경의 경로입니다.

(3) 삼킨 침 뒤따라가기기법과 부교감 신경의 관계

부교감 신경(어머니 역할)은 스트레스를 줄여 줍니다. 스트레스에는 물리적 스트레스와 정신적 스트레스가 있습니다. 육체적으로 힘들면 몸이 스트레스를 받습니다. 너무 많이 먹어도 소화 기관이 물리적 스트레스를 받게 됩니다. 정상적인 사람이 가끔 과식할 경우, 부교감 신경은 위장 운동을 더 활발하게 해서 체하지 않도록 해 줍니다. 그러나 이런 정상적인 반응은 스트레스를 일시적 혹은 가끔 받을 때, 몸에서 정상화를 위해 일어나는 반응입니다.

그러나 주위 환경이나 개인의 사정으로 인해서 무한 반복되는 과도한 육체적·정신적 활동을 하거나 폭식 등 불규칙한 식사를 하면 몸은 지속적인 스트레스에 노출되고 소화 기능에 문제가 생깁니다. 몸에 나타나는 증상을 보면, 속이 더부룩하고 가스가 차며 트림이 나오기도 합니다. 지속되면 장 운동이 불규칙해져서 잦은 설사 또는 변비가 생깁니다. 이런 증상의 원인은 내장 운동을 조절하는 부교감 신경이 정상적인 역할을 하지 못하고 있기 때문입니다. 1분당 위 운동은 3번, 대장 운동은 5번, 작은창자는 10번 운동을 하는데 스트레스가 지속될 경우 대장 운동이 불규칙해져서 설사 또는 변비가 생깁니다.

남이 나를 정신적으로 괴롭히거나, 내가 하는 일이 이런저런 사정으로 어려움을 겪게 되면 내 몸에서는 스트레스를 해결하기 위해서 교감 신경(아버지 역할)이 동원되어 문제를 해결하게 됩니다. 이런 상황에서는 몸과 마음이 편안할 때 작동하는 부교감 신경의 역할은 약해지게 됩니다. 왜냐하면 현재의 스트레스 상황을 해결하기 위해 교감 신경이 동원되어, 심장이 빨리 뛰고 불안감을 느끼게 해서 위기 상황임을 알아채도록 합니다. 이럴 때 일이 잘 해결되면 좋겠지만, 그렇지 않은 경우가 다반사입니다. 그러다 보면 자율 신경(교감 신경과 부교감 신경으로 한 쌍을 이룸)의 균형이 깨진 상태로 바퀴가 돌아가게 됩니다. 이 상황에서는 불안감, 소화 불량, 더부룩하고 미식거림, 두통 등 여러 증상이 나타납니다. 부교감 신경의 영역이 오랜 스트레스에 시달리게 되면서 나타나는 증상입니다.

삼킨 침 뒤따라가기법은 부교감 신경이 지나는 경로를 따라가면서 긴장감을 풀어 주고, 부교감 신경이 관여하는 몸속 장기들을 안정시키는 방법입니다. 단순해 보이는 이 한 가지 운동법으로도 신경성 육체 질환을 완화 또는 치료할 수 있습니다.

'우리가 전혀 기대하지 못했던 놀라운 일'이 생기게 되는데 그것은 바로, 정력이 강화되고 좋아지며 몸속 장기들의 상태와 뇌 기억 장치의 기능이 좋아지는 것을 말합니다.

(4) 부교감 신경을 조절하는 방법

책의 앞부분에서 언급한 바와 같이, 아주 오랜 세월 동안 성 문제가 왜곡되고 폄하된 탓에 격식이 있는 자리에서는 성 문제를 밖으로 내놓고 떳떳하게 이야기하지 못했으며, 이해한다고 하더라도 '그건 점잖지 못한 소리'로 여겨졌습니다. 그러나 진실을 알고 있는 일부 선각자들은 당시 사회의 규범을 지키는 가운데 진실을 알리고자 어떻게 노력을 해 왔는지 책의 앞부분에 간략하게나마 적었고 이제 그 부분에 대해 현대 의학적 설명과 해석을 곁들여 자세하게 설명드립니다.

자율 신경은 교감 신경과 부교감 신경으로 이루어집니다. 자율 신경이란 '생존을 위해 자동으로 작동되는 시스템'이기 때문에 누구도 그 시스템에 접근할 수 없습니다. '자율 신경'의 한자어 뜻을 보면 '스스로 규칙을 지키도록 만들어진, (귀)신이 지나는 길'이라는 의미입니다. 그러나 세상에 완전한 것이란 존재하지 않습니다. 즉, 영원한 비밀은 없습니다. 여기저기에서 자율 신경의 운영 방법을 나름대로 알아내고 실행 연습을 하는 개인, 단체들이 있습니다. 실제적인 예와 그게 어떻게 가능한지 제4장에서 알려드립니다.

　자율 신경 중 오장육부를 조절하는 부교감 신경의 조절 방법을 알면 우리 몸은 편안해질 수 있습니다.

　말초 신경을 통해 몸이 안정되면, 그 정보는 척추를 통해 뇌에 전달되며 뇌에서는 종합적인 판단을 한 후 하부 조직인 말초 신경에 명령을 내립니다. 명령을 실행에 옮기기 위해, 말초 신경의 끝에서 신경 전달 물질이 분비되며 이후 즉각적인 반응이 일어납니다. 이런 과정이 오랫동안 지속되다가 나이가 들어 기능이 떨어지면 몸속 장기들의 기능도 떨어지게 됩니다. 여기서, 우리가 알고 넘어가야 할 중요한 부분이 생깁니다. 나이가 들어 떨어진 기능을 원래 상태대로 올리고 원상 복구시킬 수 있습니다. 약해진 몸속 장기의 기능을 건강하게 만드는 비법에 대해 알아보겠습니다.

　우선, 부교감 신경 기능을 담당하는 곳이 어디인지 알아야 합니다. 앞에서도 잠깐 언급했지만, 부교감 신경 기능을 담당하는 곳은 2군데 있습니다. 첫 번째가 비뇨기입니다. 이곳이 2군데 중 바로 하나입니다. 이곳이 통로이자 급소이며, 우리의 관심이 집중되는 곳입니다. 이곳은 부교감 신경의 조절을 받는 여러 기관 중 하나입니다. 다시 말하자면 이곳을 통해서 '부교감 신경의 본체'로 접근할 수 있는 통로가 됩니다.

　또 한 군데는 '미주 신경이 지나는 길'입니다. 미주 신경이 지나는 경로를 살펴보겠습니다. 10번째 뇌 신경(미주 신경)은 뇌에서 귀 뒤쪽 두개골을 빠져나와 경동맥이 지나는 목 옆을 타고 내려와 목의 앞부분, 기관지 아래 부위를 통해 몸속 깊은 곳으로 들어갑니다.

　목의 인후부를 지나서 밑으로 내려가면, 심장과 폐 그리고 오장육부의 운동을 조절합니다. 이 부분에 대하여 우리가 할 수 있는 일은 없습니다.

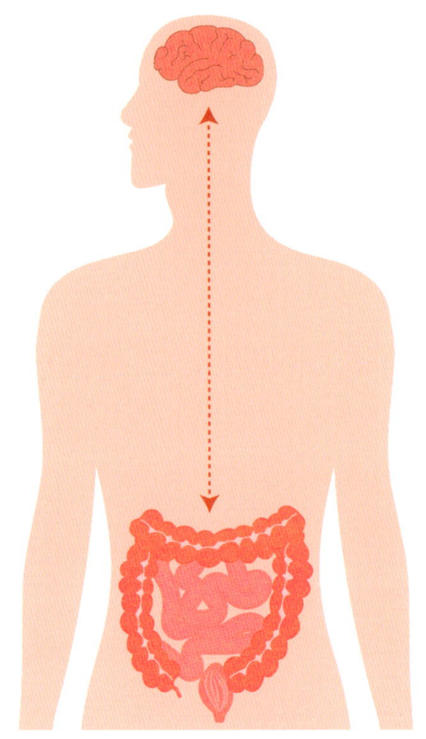

즉, 뇌 신경이나 뇌를 우리가 원하는 방향으로 어떻게 해 볼 수 있는 방법이 없지만, 부교감 신경의 지배를 받는 비뇨 기관은 몸 밖으로 노출되어 있어서 접근이 가능합니다. 여기에 중요한 비밀이 숨어 있습니다.

남자들은 누구나 어릴 적 기억이 있습니다. 여자의 경우도 같습니다만 독자의 이해를 위해 먼저, 남자의 경우를 말씀드립니다. 날씨가 추우면 남자아이들의 음낭은 쪼그라들어서 속에 들어 있는 고환은 뱃속으로 들어가 겉에서 만져지지 않습니다. 음낭 속 고환은 뱃속 오장육부의 일부분에 속할까요? 아니면 밖으로 나와 있으니 외부 기관에 속할까요? 답인즉, 고환은 뱃속 오장육부 기능을 조절하는 부교감 신경의 지배를 받습니다. 몸 밖으로 나와 있으나 몸속 내장 기관과 마찬가지로, 부교감 신경의 지배를 받기 때문에 기능상 내장 기관에 속합니다. 우리가 비뇨 기관을 원하는 방향으로 이용할 경우, 내장 기관을 움직이는 부교감 신경에 영향을 줄 수 있다는 중요한 사실을 알게 됩니다.

뇌에서 연결되는 척추뼈 끝부분(엉치뼈, 천추뼈)의 2~4번째에서 나오는 부교감 신경은 남성의 경우 성기의 발기에 관여하며, 여성의 경우 성교 전 비뇨기 계통에 혈관 확장과 혈액 공급 증가 및 그에 따른 생리학적 변화가 일어나고 배뇨 등 모든 비뇨기 활동을 관장합니다. 남성의 경우 발기 부전, 전립선 비대증 등 비뇨기 관련 기관의 모든 문제를 해결할 수 있는 근거가 됩니다.

또 다른 하나의 부교감 신경은, 뇌 신경 중 3차, 7차, 9차, 10차의 뇌 신경으로 기능상 부교감 신경 역할을 합니다. 이 신경들 중 10차 뇌 신경-미주 신경은 몸속에서 움직이므로 우리가 접근할 방법이 없습니다. 그러나 비뇨기를 이용한 방법을 적용하면, 부교감 신경에 영향을 줄 수 있습니다. 사람의 능력으로는 기능 조절이 불가능한 부교감 신경을 몸 밖으로 나와 있는 비뇨기를 통해서 조정이 가능하다는 뜻입니다. 다시 말하자면 비뇨기에 규칙적인 자극을 주면 부교감 신경이 활성화된다는 의미이며, 신경 섬유 끝에서 분비되는 아세틸콜린이 내장 근육 운동을 활발하게 해 줍니다. 규칙적인 부교감 신경의 활성화 작용은 몸속 내장 기관의 기능 증진 외에도 장-뇌-축(Gut-Brain Pathway)을 활성화시켜서 뇌의 전두부(앞부분)를 포함한 뇌 전체 부위를 활성화시켜 주는 역할을 합니다.

뇌에서 일어나는 이 과정은 아세틸콜린(신경 전달 물질)이 다니는 뇌 속 전용 도로를 통해서 이루어지는데, 이 뇌 속 전용 도로를 '콜린 작용성 루트'라고 부릅니다. 아세틸콜린은 우리에게 기억을 담는 창고에 해당하는, '해마'라고 부르는 기억 장치에 공급되어 기억력을 유지하는 데 결정적으로 중요한 역할을 합니다. *뇌에서 나온 10번째 뇌 신경(미주 신경)에 의해 부교감 신경이 활성화되고 안정화가 되면 몸속 내장 기관의 기능은 정상화됩니다. 부교감 신경이 안정되면 쌍을 이루고 있는 교감 신경도 안정됩니다. 이 과정을 거쳐 자율 신경이 안정되었다는 정보를 척추와 뇌에서 파악하게 되면, 그 상황에 맞는 신경 전달 물질들이 분비되어 우리 몸은 비로소 균형이 잡힌 원래의 기능을 회복하게 됩니다.* 예를 들면, 자식 한 명(비뇨기 계통)이 성공하여 잘됨으로써 어머니(부교감 신경), 아버지(교감 신경) 사이도 좋아지고, 그 덕택에 집에 웃음꽃이 피고 가족 구성원 모두가 협동하게 된다는, 어릴 때 듣던 옛날이야기와 같습니다.

이때 비로소 건강이 좋아지고 몸과 마음이 균형을 이루게 됩니다. 이것은 현대 의학적으로 그리고 과학적으로 증명된 사실입니다. 우리 몸의 항상성(Homeostasis : 균형을 유지하는 상태, 치우침 없는 상태를 유지하는 기능)이 있기 때문입니다.

3. 정력 증강 훈련법 중 식사 관리(현대 의학적 접근)

› 식사 관리법은 일반 건강한 사람들에게도 중요하지만, 당뇨 환자나 비만, 고혈압, 동맥경화증 등 생활 습관병에서 그 중요성은 더욱 두드러집니다.

'무슨 음식을 어떻게 먹으면 어디에 좋다더라, 어디가 안 좋을 때는 어떤 음식이 좋다더라.' 이런 이야기는 어릴 때부터 수없이 들었는데, 효과를 봤다는 사람은 별로 못 봤습니다. 그렇다고 진짜 아무런 효과가 없었다면 이런 이야기가 수백 년 동안 전해 내려오지도 않았을 것입니다. 한두 번 먹다가 결과에 대한 확신 부족, 꾸준하게 먹을 만한 근거 부족 등으로 중단하는 것이 원인이 될 수도 있습니다.

한의사 선생님께서 이런 이야기를 하신 적이 있습니다. 민간요법이 효과를 보지 못하거나 부작용이 쉽게 생기는 이유는 약물 간 조화를 이루고 독성을 제거하는 과정을 거친 복합 처방과 달리, 한 가지 약제만을 사용하는 단일 처방인 경우 독성의 부작용 가능성이 높기 때문이라고 합니다.

지금부터는 의학적 근거를 바탕으로 한 식사 관리법에 대해 소개하겠습니다. 특정 과일이나 음식에 알레르기가 있으신 분은 제외하고 읽어 주시기 바랍니다. 저자가 10년이 훨씬 넘는 기간 동안 직접 만들어 먹는 아침 식단을 예로 들어 설명하겠습니다. 이 아침 식단의 핵심 개념은 항산화 물질이며 3대 영양소가 균형 있게 구성된 식단입니다.

< 아침 주 식단 >

❶ 야채와 열매를 넣고 갈아서 만든 주스

❷ 요구르트

❸ 달걀

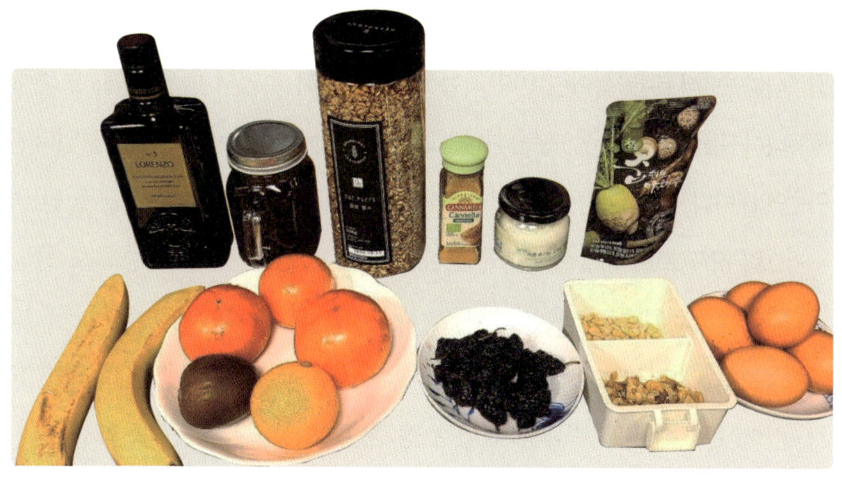

(왼쪽 위부터 시계 방향으로)올리브유, 꿀, 볶은 귀리, 계핏가루, 그릭 요구르트, 야채수, 달걀, 땅콩 및 견과류, 오디, 토마토, 오렌지, 키위, 바나나

< 주스의 재료 >

· 물에 끓인 토마토 : 붉은색(산딸기 또는 오디가 있으면 첨가)

· 키위 : 녹색

· 바나나, 귤 : 노란색

· 블루베리 : 파란색

· 야채수(양배추, 당근, 무를 갈아 만든 물)

· 올리브유

핵심 개념은 과일의 색깔입니다. → 빨강, 노랑, 파랑, 녹색

< 재료별 효능 >

· **토마토** : 끓인 토마토 한 개에서, 항산화 물질인 리코펜이 생토마토의 10배가 나오며 올리브유(분량 : 소주잔 1/2컵)를 뿌려 주면 몸 흡수율이 증가합니다. 리코펜은, 몸 조직에서 에너지가 발생한 후 재로 남는 산화 물질을 치워 주며 조직의 노화 및 질병을 예방하는 효과가 있습

니다. 토마토를 물에 끓이면, 불이나 오븐에 구워서 먹는 것보다 좋습
니다. 물의 온도는 100℃가 최대이므로, 토마토 조직에 변화가 생기지
않습니다.

· **그릭 요구르트** : 그릭 요구르트는 부드러운 반고체 상태의 요구르트입
니다. 여러분도 잘 아시다시피 유산균은 장에 좋습니다. 최신 내과 학
술지를 보면, 장에 있는 림프 채널을 통해 간으로 이어져 간 기능 향
상에 좋음이 밝혀졌습니다.

· **볶은 귀리** : 귀리는 곡식인데도 단백질 함유량이 높습니다. 죽의 일종
인 오트밀의 재료입니다. 볶은 귀리 맛은 고소합니다. 타임지에서 선정
한 세계 10대 슈퍼 푸드입니다. 식물성임에도 단백질, 필수 아미노산
이 풍부하고 '세로토닌'이라는 정신 신경 안정 효과를 나타내는 신경
전달 물질의 생성에 좋으며 칼로리가 낮습니다. 단백질은 쌀의 2배를
함유하고 있고 콜레스테롤 제거 효과와 폴리페놀의 항산화 성분이 심
혈관 질환 예방 효과가 있습니다. 숙변 배출 효과로 다이어트에 좋고,
성장기 아이에게도 좋습니다.

· **견과류** : 호두, 잣 등은 비타민 B, 비타민 E가 풍부하며 혈액 순환을
도와주고 피부와 모발에 좋으며 노화 방지 및 치매 예방 효과가 있습
니다. 무기질(칼슘, 인, 마그네슘, 칼륨, 아연)을 함유하여 생체 기능 조절
과 신경 및 근육의 흥분성을 조절해 줍니다.

· **대추** : 독성분 제거(중화) 효과가 있습니다.

· **계핏가루** : 림프액 흐름을 좋게 해서 부기를 가라앉히는 효과가 있습
니다.

· **꿀** : 단당류로 소화가 잘되고 에너지로 바로 전환하는 효과가 있습니다.

< **섭취량** >

- **그릭 요구르트** : 한 큰술
- **호두** : 1개(잘게 잘라서)
- **대추** : 1/2개
- **잣** : 7~8개
- **계핏가루** : 적당량
- **건포도** : 적당량
- **볶은 귀리** : 1티스푼
- **꿀** : 1티스푼(당뇨 환자는 예외)

추가로, **달걀 반숙** : 2개(끓는 물에 달걀을 넣고 7분간 익힘)

<아침 주 식단>의 장점으로, 한의학과 음양오행 이론에서 붉은 계열의 토마토, 오디, 산딸기, 푸른 블루베리, 노란 바나나 또는 귤, 천리향 등 그리고 녹색의 키위(참다래과)를 색깔에 따라 나눌 수 있습니다. 빨강, 노랑, 파랑이 섞이면 검정이 되고, 빨강, 노랑, 녹색이 섞이면 흰색이 됩니다. 검은색과 흰색은 무색이지만 모든 색의 성질을 포함합니다.

<아침 주 식단>을 식품 영양학적 측면에서 보면,
- **탄수화물과 당분** : 바나나, 꿀
- **단백질** : 달걀, 요구르트
- **불포화 지방산** : 올리브유, 각종 견과류
- **비타민과 섬유소** : 야채와 과일

아침 메뉴는 완전한 무염식 식단입니다. 요즘은 염분의 정도가 건강식의 척도가 되기도 합니다. 피부에 와 닿는 짠 음식을 조심하라고 할 때 빠짐없이 등장하는 것이 "라면을 국물까지 먹으면 염분의 하루 요구량을 넘는다."라는 말입니다. 또한 한국 식단에서 빠지지 않는 찌개, 국은 염분의 함량이 매우 높습니다. 찌개나 국을 뜨겁게 끓이면 짠맛이 느껴지지 않기 때문에 염분 섭취에 대한 생각 없이 계속 떠먹게 되는 경우가 많습니다.

한국 음식은 과하게 뜨겁거나 짠 음식을 빼면, 문제점은 없습니다. 야채를 많이 먹는 식단이므로 다른 나라 음식에 비하면 건강을 지키기에 좋습니다. 특히, 채식 위주 반찬, 고기를 물에 삶는 편육이나 수육 그리고 닭을 물에 넣고 끓여서 먹는 삼계탕은 고기를 구워 먹는 방식에 비해서 건강에 아주 좋습니다. 야채를 밥에 넣고 비벼 먹는 비빔밥은 최고의 건강식으로 알려져서 한동안 세계적으로도 크게 유행을 한 적이 있습니다. 야채 비빔밥에 들어가는 양념 중 고추장 대신 간장을 기본 소스로 해서 먹어도 좋은 음식입니다. 이때도 문제가 되는 것은 역시 짠 고추장이나 간장입니다. 염분 섭취는 혈관을 수축시켜 혈압을 높게 하고 심장에 부담을 주는 문제가 있습니다. 또한, 지속적인 염분 섭취는 신장에 문제를 일으킬 수 있습니다.

하루 식사 중 한 끼를 완전 무염식으로 먹을 경우, 염분 섭취량 측면에서는 어느 정도 자유로워질 수 있습니다. 위에 제시한 아침 식단대로 먹는다면 혈관에 동맥 경화를 일으키는 포화 지방산이 없으므로 금상첨화입니다. 몸속에 쌓여 있는 산화물까지 없애 주는 항산화 기능이 있어서 노화 방지, 피부 미용, 질병 예방에 좋습니다.

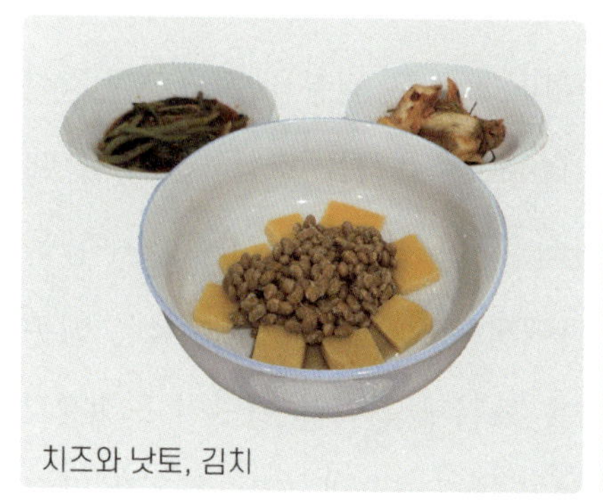
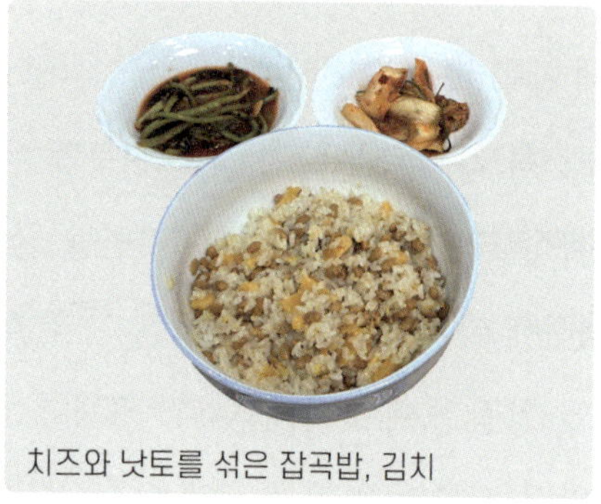

▲ 발효 식단의 예

　점심 식단은 발효 음식 잔치로 차려집니다. 김치, 치즈, 낫토, 잡곡밥, 녹차를 먹고 있습니다. 밥도 저자의 병원에서 직접 해서 바로 먹습니다. 동서양을 막론하고 발효 음식은 최고의 식재료입니다. 장-뇌-축을 활성화시키기 때문입니다. 따라서, 김치도 겉절이보다는 묵은 김치가 좋고 발효 된장은 아무 것이나 좋습니다. 또한 발효 차는 쉽게 접근 가능한 것으로 선택하여 드시면 됩니다.

　이상으로, 음식에 관한 현대 의학적 내용을 살펴보았습니다.

　현대 의학과 한의학의 관점은 아픈 사람을 치료하는 면에서 다르지 않습니다. 단지, 접근 방식과 생각하는 방향이 다를 뿐입니다. 사물을 앞뒤에서 보고 접근하는지 또는 위아래에서 보고 접근하는지, 어느 쪽으로 먼저 접근해서 목표 지점에 다가가는지 그 차이라고 생각합니다. 어느 방향으로 접근하든지 사물을 파악하고 처리하는 방식에서 차이가 있을 뿐 치료하는 결과 측면에서는 크게 다르지 않다고 생각합니다. 즉, 아픈 사람을 고쳐 건강을 되찾고 보장해 주는 관점에서 현대 의학과 한의학의 차이는 없습니다. 균형 잡힌 식사를 하여 사람의 근육과 신경 조직을 튼튼하게 해 주고, 그 바탕 위에서 몸속 내장 기관의 기능을 회복시키며 뇌 기능을 보전하고, 정력을 증강시켜서 사람의 원천적 기능을 좋은 방향으로 조정함으로써 내가 살아 숨 쉬는 동안 육체와 정신의 기능이 최고 상태를 유지하게 됩니다.

4. 나이를 되돌려주는 물질, 항산화제

(1) 항산화 물질의 정의 및 역할

산화 물질이란, 먹어서 흡수된 몸속 영양분을 태워 몸속과 밖의 활동에 필요한 에너지를 얻은 후 남은 재 또는 찌꺼기를 말합니다. 이를 깨끗이 치워 주는 물질을 항산화물 또는 항산화 물질이라고 말합니다. 다른 말로 표현하면 타고 남은 재를 청소하는 물질을 말합니다. 몸속에 '타고 남은 재'는 우리가 살아가는 동안 어쩔 수 없이 생겨나는 물질입니다. 이들이 제대로 청소가 되지 않고 몸속 조직에 쌓이면 피부에 주름이 생기고 몸속 장기들도 때가 껴서 기능이 떨어지게 됩니다. 이 과정은 생명체의 필연이지만, 먹고 활동하고 치우는 과정이 지속되며 사람은 나이를 먹습니다. 더욱이 한곳에 쌓인 쓰레기가 치워지지 않고 방치되면 질병이 됩니다. 이처럼 영양분이 에너지를 만들어 유용하게 쓰인 후, 쓰레기가 생기는 과정은 하나하나 의학적으로 밝혀졌습니다. 과학과 의학이 발전하면서 쓰레기, 즉 산화물을 치우는 방법도 밝혀졌으며 이 물질을 '항산화 물질'이라고 부릅니다. 항산화 물질은 몸속에서 자동 생성되지만, 육체적으로 또는 정신적으로 무리를 할 경우 활동 후 몸속 조직 안에 쌓이는 쓰레기인 산화 물질은 정상적인 때에 비해 더 늘어나게 됩니다.

(2) 활성 산소의 정의 및 역할, 대표적인 항산화제

우리가 먹은 음식은 소화·흡수되어 영양분의 형태로 간이나 근육, 지방 세포 안에 저장됩니다. 그러나 저장되어 있는 영양분이 직접 에너지로 쓰이는 것은 아닙니다. 먹은 음식으로 얻은 영양분과 호흡을 통해 얻은 산소는 몸속 세포 안에서 활동에 필요한 에너지를 만드는 데 사용됩니다. 그 과정에서, 제대로 타지 못하고 불완전 연소될 경우, 활성 산소(프리 라디칼)가 만들어집니다. 활성 산소(Reactive Oxygen Species, ROS)란 우리 몸에 있는 다양한 산소의 종류를 다 합해서 일컫는 단어입니다. 우리 몸에 유익한 안정화된 산소 분자가 아닌, 불완전 형태의 산소를 말합니다. 그중에는 H_2O_2, O_3 등 여러 가지 불완전한 형태의 산소가 해당됩니다. 이들은 쌍을 이루지 못한 '나 홀로 상태'의 전자를 갖고 있습니다. 나 홀로 상태이므로 모든 세포에 붙기가 쉽습니다. 다행히 조직 속에 적당량의 활성 산소가 있는 경우에는 외부에서 침입한 세균이나 비정상 세포에 달라붙어(나 홀로 상태이므로 아무 데나 붙음) 세포의 활동을 방해함으로써 몸에 유익한 작용을 하기도 합니다. 그러나 정신적·육체적으로 에너지가 심하게 소모되면 그 과정에서 생긴 수많은 활성 산소는 정상 세포에 들러붙어 피해를 주며, 세포벽을 뚫고 속으로 들어가서 세포 중심에 있는 DNA(핵산)를 공격하여 돌연변이를 일으키거나 암을 발생시킵니다.

산화물이 쌓이는 원인은 균형이 깨지는 상태에서 발생하며 그 원인은 정신적·육체적 또는 외부 요인 등 실로 다양합니다.

활성 산소를 없애는 제일 좋은 방법은 예측 가능한 몸의 상태를 만들어 돌발적인 상황을 만들지 않는 것입니다. 올바른 식사와 적당한 움직임, 안정된 마음은 자율 신경계의 균형을 유지하며 약해진 기능을 원래대로 회복시켜 줍니다.

사람의 몸은 고차원적이고 완벽한 존재이므로 노력하는 만큼 기능 회복을 할 수 있습니다. 예를 들어, 노인이 아령을 들면 젊은 사람보다 그 효과는 못 하지만 근력이 회복되어 근육이 붙습니다. 눈에 보이는 근육만 붙는 게 아닙니다. 근육을 움직이는 신경 섬유의 기능이 회복되고 신경 섬유 끝에서 분비되는 신경 전달 물질의 분비도 증가됩니다. 오장육부의 기능을 조절하는 신경 줄기(자율 신경계) 기능도 회복됩니다. 이어서 척추 신경 줄기도 튼튼해지고 뇌 기능도 회복됩니다. 그러나, 이런 일련의 과정은 말처럼 쉽게 되지 않습니다. 내가 원하는 바와 상관없이 나와 내 주변은 쉴 새 없이 돌아가고 예측 불허의 상황을 맞게 됩니다. 내가 할 수 있는 한계가 정해져 있습니다. 이때는 외부의 도움을 받는 것이 도움이 됩니다. 즉, 활성 산소를 치워 주는 청소부를 외부에서 공급받는 방법입니다. 이를 '항산화제'라고 부르는데 다양한 형태의 항산화제가 의약 분야에서 개발되고 있으며 손쉽게 구할 수 있습니다. 어떤 종류가 있으며 어떤 작용을 하는지 의학적 근거를 들어서 설명하겠습니다. 소개하는 항산화제는 성분이 모두 미국 FDA 식품의약안정청과 한국 식품의약안전처에서 안정성이 인정된 제품입니다. 온라인에서도 쉽게 구할 수 있습니다. 그중 대표적인 항산화제인 알파 리포산, 아세틸-L-카르니틴, 글루타티온에 대한 효과 및 작용 기전에 대해 간단히 알아보겠습니다.

(3) 대표적인 항산화제들의 작용 기전

이들 항산화제는 각각 자기만의 독특한 방식으로 활성 산소를 무력화시키고, 우리 몸의 건강을 돕습니다.

① 알파 리포산(Alpha-Lipoic Acid, ALA)

항노화 작용이 있으며, 일반적으로 병의원에서 수액에 섞어 투여합니다. 병의원에서 일명 '신데렐라 주사'로 널리 알려진 성분이며 '티옥트산'이라고도 합니다. 알파 리포산은 먹는 알약 형태로도 판매되는데 온라인을 통해 구매할 수 있습니다. 먹는 알약은, 수액에 섞어 투여하는 방식보다 안정성 면에서 유리하며, 비타민처럼 지속적인 경구 복용이 가능합니다.

알파 리포산은 우리 몸의 모든 세포에 존재하는 강력한 항산화제입니다. 이 물질은 다른 항산화제들과는 달리, 물과 지방 모두에 녹는 독특한 특성을 가지고 있습니다. 이 덕분에 알파 리포산은 우리 몸의 모든 곳, 세포막 안팎에서 활성 산소를 제거할 수 있습니다.

- **작용 기전** : 알파 리포산은 몸속의 정상적인 세포를 공격하는 활성 산소와 직접 결합하여 이를 무력화시키는 역할을 합니다. 또한, 이미 산화되어 제 역할을 못 하게 된 비타민 C, 비타민 E, 글루타티온 같은 다른 항산화제들을 재활용하여 다시 활성화시키는 중요한 역할도 합니다.

② 아세틸-L-카르니틴(Acetyl-L-carnitine, ALCAR)

아세틸-L-카르니틴은 아미노산의 일종인 L-카르니틴의 변형된 형태로, 주로 뇌와 신경계에서 중요한 역할을 합니다.

- **작용 기전** : 아세틸카르니틴은 미토콘드리아(세포 속에 존재하는 에너지 공장)로 지방산을 운반하여 에너지로 바꾸는 것을 도와줍니다. 이

과정에서 미토콘드리아, 즉 에너지 공장의 기능이 활성화되고, 세포의 에너지 대사가 원활해지면서 활성 산소로 인한 손상을 줄이는 간접적인 항산화 효과를 냅니다. 또한, 뇌에서 중요한 신경 전달 물질인 아세틸콜린의 합성을 돕고, 미토콘드리아 자체의 건강을 보호함으로써 신경 세포의 기능을 개선하는 데도 기여합니다. 이 성분도 온라인을 통해서 알약으로 구입이 가능하며 지속적인 복용이 가능합니다.

③ 글루타티온(Glutathione)

병의원에서 소위 '백옥주사'라고 불리는 성분입니다. 멜라닌 생성을 억제하여 피부를 하얗고 깨끗하게 만들어 준다고 알려져 있는 글루타티온은 우리 몸에서 자연적으로 생성되는 대표적인 항산화 물질로, '항산화의 어머니'라고 불릴 만큼 강력한 항산화 작용을 합니다.

- **작용 기전** : 글루타티온은 활성 산소와 직접 결합하여 활성 산소를 물로 바꿔 주는 역할을 합니다. 또한, 우리 몸속의 중금속이나 독성 물질과 결합하여 이들을 해독하고 몸 밖으로 배출시키는 데도 중요한 역할을 합니다. 글루타티온도 온라인을 통해서 알약으로 구입이 가능하며 지속적인 복용이 가능합니다.

④ 그 외의 상품화된 항산화제

시중에 판매되는 항산화제들은 주로 식품에서 유래한 성분들이 많습니다.

- **비타민 C**(Ascorbic Acid) : 수용성 비타민으로, 주로 세포의 세포질에서 활성 산소를 제거하는 역할을 합니다. 콜라겐 합성을 돕는 등

다양한 기능이 있습니다. 고용량 복용 시, 위장이 약한 분은 위점막을 자극하므로 증상을 악화시킬 수 있으니 주의를 요합니다.

· **비타민 E**(Tocopherol) : 지용성 비타민으로, 주로 세포의 지방막에서 활성 산소로부터 세포를 보호하는 역할을 합니다.

· **코엔자임 Q10**(Coenzyme Q10) : 미토콘드리아의 에너지 생산 과정에서 필수적인 역할을 하며, 강력한 항산화 기능도 함께 가지고 있습니다.

· **폴리페놀** : 녹차의 카테킨, 포도의 레스베라트롤, 블루베리의 안토시아닌 등이 대표적인 폴리페놀입니다. 이들은 식물이 스스로를 보호하기 위해 만드는 물질로, 우리 몸에 들어와 활성 산소를 없애는 역할을 합니다.

젊음과 정력을 되찾기 위한 실생활 활용법

제
3
장

1. 일상생활 중 자율 신경 활성화 방법

(1) 깊게 호흡하기

보통 사람들은 1분에 약 16~18회 정도 호흡합니다. 횡경막이 충분히 깊게 움직이는 호흡을 하고 1분에 6번 정도 천천히 쉬면 부교감 신경이 활성화되어 스트레스를 완화할 수 있습니다.

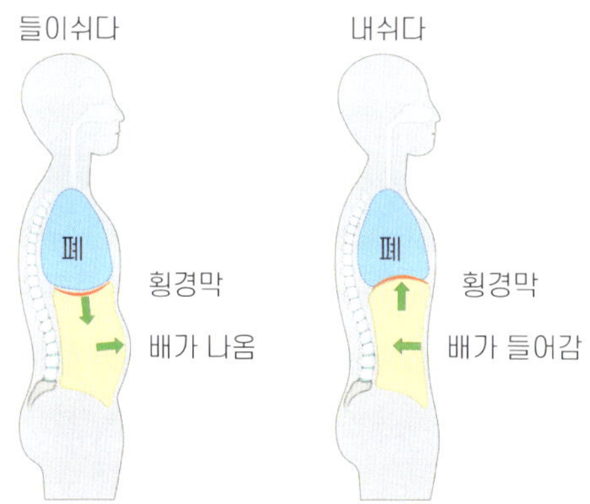

(2) 추위에 몸을 노출시키는 방법

미주 신경을 활성화하면 미주 신경 끝부분의 아세틸콜린 분비가 촉진됩니다. 의과학자들은 정기적으로 추위에 노출되면 체온 조절을 하는 부교감 신경의 활동이 활발해진다는 사실을 발견했습니다. 찬물로 최소 30초 이상 샤워를 하면 효과가 있는데, 찬물에 얼굴을 씻는 것도 좋습니다. 이를 '다이빙 반사'라고 부릅니다. 단, 몸에 갑작스럽게 찬물을 대는 것은 심장 박동에 영향을 줄 수 있으니 찬물 샤워 또는 찬물 세수는 무리하지 않는 것이 좋습니다.

(3) 노래, 허밍 및 양치질

미주 신경은 성대와 목뒤 근육에 연결됩니다. 노래, 허밍 및 양치질은 이러한 근육을 활성화하며 미주 신경을 자극할 수 있습니다. 물을 삼키기 전 자주 가글하는 것도 미주 신경을 활성화하는 방법입니다.

(4) 침술

침술은 미주 신경을 자극하는 또 다른 치료법입니다. 귀의 침술은 매우 효과적입니다. 연구에 따르면 귀 침술은 미주 신경을 자극하고 미주 신경의 활동과 강도를 증가시키며, 신경의 퇴행성 질환 치료에 도움이 될 수 있습니다.

특히 얼굴이나 귀, 손에 맞는 침술은 피질 호문쿨루스 이론을 근거로 뇌 기능 회복에 효과가 큽니다.

(5) 요가와 태극권

요가와 태극권은 미주 신경을 자극하고, 부교감 신경의 '휴식과 소화' 신경계의 활동을 증가시켜 주는 두 가지 '몸과 마음' 이완 기법입니다. 의학적 관점에서 볼 때, 이것은 관절의 운동 범위를 이해하고 전문가와 상의 후 실행하는 것이 좋습니다. 연구에 따르면 요가는 뇌의 신경 전달 물질인 GABA를 증가시킵니다. 또한 요가는 미주 신경을 자극하므로 우울증과 불안으로 어려움을 겪는 사람들에게 권장됩니다.

(6) 프로바이오틱스

장내 세균이 미주 신경에 영향을 미치며(장-뇌-축 참고), 뇌 기능을 좋게 한다는 사실은 학자들에 의한 연구를 통해 점점 더 명확해지고 있습니다. 이 부분은 앞에서 자세하게 설명드렸으니 참고바랍니다.

(7) 명상

명상 혹은 정공, 마음 수련, 참선 등 정신을 안정시키는 방법은 제가 가장 좋아하는 이완 기법이며 미주 신경을 활성화하는 방법이기도 합니다. 명상은 정신적인 흔적을 지울 수 있는 가장 좋은 방법입니다. 방식에 따라 나라마다 부르는 이름은 다르지만 추구하는 목표는 거의 비슷합니다.

(8) 항산화 식품 또는 보조 식품

사람 몸의 구성 성분인 세포와 조직은 쉴 틈 없이 계속 일을 합니다. 몸의 정상적인 생명 유지를 위해서 바람직하겠지만, 생명 유지를 위한 활동 후에 발생하는 쓰레기가 몸속에 쌓이게 마련입니다. 이를 치워 주면 몸속 질병 발생률이 낮아지고 노화가 늦춰집니다.

(9) 운동

운동에 의한 근육 활동은 아세틸콜린에 의해 실행됩니다. 아세틸콜린이 체신경 섬유 말단부에서 분비가 증가하면 신경과 근육이 연결되는 곳에서 활동력이 증가해서 신경과 근육이 강화됩니다. 말초 신경이 튼튼해지면 말초 신경에 속해 있는 자율 신경계도 활성화되고, 서로 연결되어 있는 신경 조직의 특성상 뇌에도 자극을 주어 유익한 두뇌 및 정신 건강 효과를 나타냅니다. 운동의 종류는 걷기, 유산소 운동, 근육 운동 등 본인이 좋아하는 운동이면 됩니다.

(10) 아연

아연은 정신 안정에 어려움을 겪는 경우, 즉 불안증 등의 증상에 필수적인 미네랄입니다.

굴에는 아연이 함유되어 있으며 이것은 미주 신경을 자극하는 것으로 나타났습니다. 그 외 아연의 공급원으로는 현미, 귀리, 호밀, 쇠고기, 호박씨, 바나나, 견과류, 버섯 및 시금치 등이 있습니다.

아연 부족은 발기 부전, 성욕 감소를 유발합니다.

(11) 마사지

연구에 따르면 마사지는 미주 신경을 자극하고 그것의 활동과 반응도를 증가시킬 수 있습니다. 또한 미주 신경을 자극하여 안정시키는 등 정신 건강을 좋게 해 줍니다. 미주 신경은 신체의 여러 부위를 마사지함으로써 자극될 수 있습니다. 마사지는 미주 신경 조절 및 심박 수를 떨어뜨리고, 교감 신경 반응을 감소시키는 것으로 나타났습니다.

병원에서 치료 목적으로, 목의 오른쪽 근처에 있는 경동맥을 마사지하면 미주 신경을 자극하여 뇌전증 발작을 줄일 수 있습니다. 그러나 경동맥 마사지는 심장 박동과 관련해서 심박동 정지 등 예기치 못한 반응이 일어날 수 있으므로 의사가 아닌 경우에는 시술에 조심해야 합니다. 경동맥 마사지는 부정맥 치료를 위해 내과 의사가 응급실에서 실시하는 경우가 있으나 일반인의 경우, 절대 심하게 마사지하면 안 되며 부드럽게 문지르듯 해야 합니다.

(12) 모임과 웃음

웃음은 미주 신경을 자극합니다. 또한 심장 박동을 안정시키고 기분을 향상시킵니다. 즉, 가능한 한 자주 친구들과 어울리고 웃는 것은 미주 신경 활성화에 크게 도움이 됩니다.

(13) 간헐적 단식

단식을 시작하는 가장 좋은 방법은 6시경에 저녁을 먹고 저녁 식사 이후부터 잠자리에 눕기 전에는 아무것도 먹지 않으며, 다음 날 아침에 정상적인 식사를 하는 것입니다. 약 12~14시간의 금식이 필요합니다.

간헐적 단식은 미주 신경을 자극합니다. 간헐적 단식은 뇌의 성장 호르몬 분비를 증가시키고, 세포에서 에너지를 만들어 내는 미토콘드리아의 기능을 향상시키며, 일부 사람들에게는 인지 기능 저하를 극복할 때 도움이 될 수 있습니다. 연구에 따르면 금식과 칼로리 제한이 심장 박동 수를 안정시키는 것으로 나타났으며, 부교감 신경 활동과 관련이 있는 것으로 알려져 있습니다.

2. 자율 신경과 관련된 직업과 환경들

› 부교감 신경의 활성화 방법을 이용하는 여러 가지 직업들이 주변에는 많습니다. 부교감 신경이 활성화되면 사람은 행복감과 편안함을 느끼고 정신적으로 안정이 되기 때문에 이와 관련된 다양한 직종들이 생겨납니다. 몇 가지 예를 들어 보겠습니다.

(1) 귀 청소 업종

얼마 전만 해도 우리 주변에는 귀 청소 업소가 곳곳에 있었습니다. 지금은 예전만큼 눈에 띄지 않지만, 중국이나 베트남 등 동양권에서는 아직 성업 중인 것으로 보입니다.

귀는 사람의 정신적 안정과 직접적인 관계가 있는데, 그 이유는 귀의 외이도와 귓바퀴 안쪽에 부교감 신경이 분포하기 때문입니다. 그곳을 자극하면 부교감 신경이 활성화되어 정신적으로 편안함을 느끼게 됩니다. 귓속에는 고막이 있고 뇌에 가깝기도 해서 상당히 조심스런 부분임에도 불구하고, 귀를 청소해 주면 편안함을 느끼며 이내 잠이 들게 됩니다.

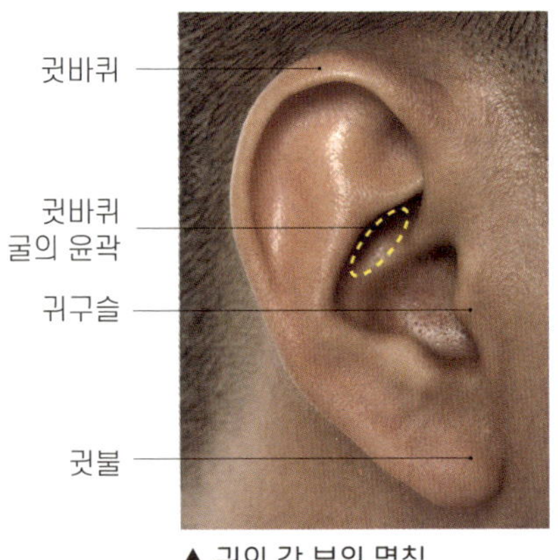

▲ 귀의 각 부위 명칭

사진에 점선으로 표시된 곳을 자극하면 부교감 신경이 활성화됩니다. 귓구멍 입구도 부교감 신경이 분포하는 곳이며 자극을 주면 기분이 좋고 정신이 안정되며 편안해집니다.

(2) 스포츠 마사지사

마사지는 교감 신경의 긴장도를 풀어 주고 부교감 신경을 활성화시키며, 피부에 직접 손을 대서 체신경계의 감각 신경에 작용하므로 피부를 안정시키고 동시에 근골격계 근육을 풀어 주어 근육 긴장도를 떨어뜨리며 혈액 순환을 원활하게 해 줍니다. 그리고 부교감 신경의 활성화로 긴장이 완화되어 잠이 드는 경우가 흔합니다. 또한, 마사지 후에는 체내 스트레스로 인해 분비되었던 코티솔의 분비가 감소합니다.

'코티솔'이란 콩팥 머리 쪽에 있는 모자 위치의 부신에서 분비되어 스트레스를 이겨 내기 위해 혈액 속으로 흘러 들어갑니다. 소량의 코티솔이 분비되는 것은 몸의 상태를 빨리 정상으로 돌려놓기 위한 반응이므로 건강에 좋을 수 있지만, 너무 많은 코티솔 공급은 사람에게 부정적인 영향을 줄 수 있습니다. 즉, 불안과 우울증의 증가, 면역계의 억제 및 뼈 형성의 감소를 포함합니다.

마사지 효과로, 몸이 안정화 상태가 되고 스트레스 상황에서 분비되는 코티솔이 감소하여 몸속의 부정적 영향이 줄어들면 근육의 긴장 상태가 풀리고 이완이 됩니다.

부교감 신경이 나오는 귀 뒷부분과 목 옆부분의 부드러운 마사지 자극은 긴장 완화와 안정감을 느끼게 해 줍니다. 또한, 부교감 신경이 귓바퀴 안쪽에 분포되어 있으므로 귓바퀴의 부드러운 자극은 마사지 효과를 증대시킵니다.

마사지는 운동선수들의 부상으로 인한 재활 치료나 물리 치료에 큰 도움을 줄 수 있으며, 근육과 뼈의 해부학을 알고 시행하므로 그 효과는 배가 됩니다. 이러한 이유로 전문 체육인들의 운동 시설에는 스포츠 마사지사와 재활 치료사가 상주하는 경우가 많습니다.

(3) 노래방

노래방이라는 곳이 참 신기하기도 하고 재미도 있는 곳입니다. 노래를 부를 때는 내 노래를 들어 주는 사람이 있어야 한다고 생각했는데 그 생각을 바꾼 게 노래방입니다. 혼자 노래방에 가서 스트레스를 풀고 오는 사람도 많으니까요.

왜 노래를 부르면 스트레스가 풀릴까요? 시원하게 소리를 질러서 그럴까요? 그런 것도 일부 스트레스 해소에 도움을 주겠지만 더 큰 원인은 부교감 신경이 활성화되기 때문입니다. 목과 성대에 분포하는 부교감 신경이 활성화되면 정신적인 안정감과 편안함을 느끼게 됩니다. 마이크에 대고 크게 노래를 불러도 좋지만, 옆에서 따라 부르기만 하는 사람도 기분이 좋아지는 건 마찬가지입니다.

(4) 비데 사용

배변 후 비데를 쓰면 항문을 깨끗이 씻어 주기 때문에 위생상 좋은 건 누구나 알고 있습니다. 비데는 씻어 주는 효과 이외에도 우리가 몰랐던 또 하나의 효과가 있습니다.

항문에는 상당히 많은 수의 부교감 신경 섬유가 분포합니다. 따뜻한 물로 일정 시간을 자극하면 부교감 신경의 활성화에 의해 정신적으로 안정이 되며 편안함을 느끼게 됩니다. 이런 편안함은 다른 방법으로도 느낄 수 있습니다. 배변 후 깨끗이 닦은 상태에서, 따끈한 물에 충분히 적신 휴지 또는 천을 항문에 대고 있으면 마음이 편안해지면서 안정이 됩니다. 이 역시 부교감 신경 활성화에 따른 정신적 안정화 현상의 하나입니다.

보통 사람들의 일반적 관념에서는 벗어나지만, 항문은 인류 역사상 아주 오래전부터 성교 시 이용된 부위 중 한 곳입니다. 이성 간 혹은 동성 간에도 성행위 목적으로 사용되기도 합니다. 군대나 교도소 등 개인의 자유가 제한되고 동성이 단체로 생활하는 경우 항문을 통한 섹스가 일어나며, 성 소수자들 사이에서 이용됩니다.

왜 인류는 성행위 때 항문을 사용했을까요? 성기에 분포하는 부교감 신경이 자극을 받으면 누구나 발기가 됩니다. 여성도 부교감 신경이 자극을 받으면 흥분되며 남성과 같은 성적인 반응이 일어납니다. 항문에도 부교감 신경이 상당히 많이 분포되어 있어서 자극을 받으면 성적 희열을 느끼는 부분이 될 수 있습니다.

항문에 부교감 신경이 많이 분포한다는 사실은 의학적으로 증명되어 있으며, 이를 근거로 수술 시 부교감 신경을 이용한 부분 마취 방법으로도 이용됩니다. 항문 주위 신경을 과다 마취할 경우 심장이 천천히 뛰고 혈압이 떨어져서 저혈압 현상이 나타나는 경우가 있습니다. 항문에 분포한 부교감 신경이 과하게 차단되어 나타나는 현상입니다. 이는 항문의 부교감 신경 분포에 관련된 논문을 쓴 마취과 전문 의사에게 들은 사실입니다.

3. 정력 증진과 관련된 의학 지식

› 부교감 신경은 중추 신경과 말초 신경 중 말초 신경에 속합니다. 중추 신경은 뇌와 척추뼈 속을 지나는 척수를 말합니다. 그 이외의 신경들은 모두 말초 신경에 속합니다. 말초 신경계는 풍성한 나뭇가지처럼 온몸에 퍼져서 감각과 운동을 담당합니다.

말초 신경계는 구조적 분류의 '체신경계' 그리고 기능적 분류의 '자율 신경계'로 나뉩니다.

(1) 체신경계

체신경계에는 척수 신경과 뇌 신경이 속합니다. 뇌와 척수에서 바로 나오기 시작한 말초 신경 섬유입니다.

① 척수 신경

뜨거운 냄비에 손이 닿으면 뜨겁다는 사실을 감각 신경이 느껴서 이 정보를 뇌에 전달합니다. 뇌에서는 뜨거우니까 손을 떼라고 운동 신경에 전달하면 근육을 움직여서 손을 떼게 만듭니다. '몸에서 느끼고, 반응함'을 의미합니다. 감각을 느끼려면 정보가 뇌로 전달되는 과정이 있어야 하고, 접수된 정보를 판단 후 실행에 옮길 행동이 뒤따르려면 지침을 내보내는 라인이 있어야 합니다. 집단 조직에서 흔히 말하는 '상황 보고 후 적절한 조치'

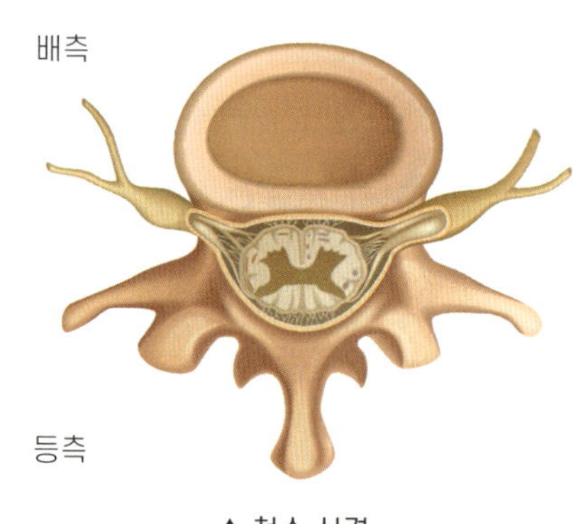

▲ 척수 신경

과정을 말합니다.

감각 정보가 뇌로 들어갈 때는 척추 뒤쪽의 척수를 통해 들어가서 (Afferent Fiber) 뇌에 전달됩니다. 손을 떼라고 지시가 내려지면 척수 앞쪽에 있는 운동 신경(Efferent Fiber)이 손을 뗄 수 있도록 근육을 움직여 줍니다.

② 뇌 신경

뇌에서 직접 나와서 자기만의 영역에서 전담 업무를 하는 신경 12개가 있습니다. 뇌 신경 중 10번째 미주 신경이 몸속 내장 기관과 비뇨기를 담

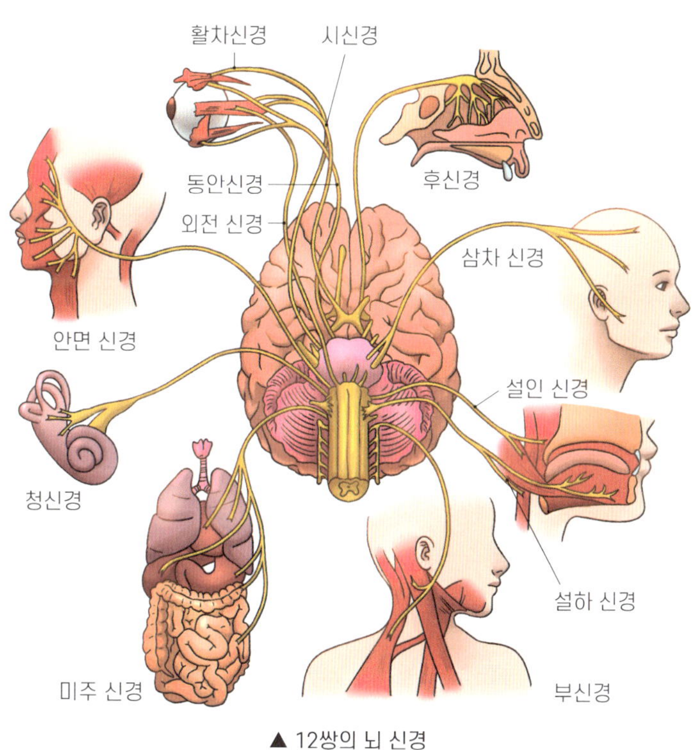

▲ 12쌍의 뇌 신경

당합니다. 이 책에서 중점적으로 다루는 신경입니다.

(2) 자율 신경(정해진 규칙에 따라 스스로 몸의 균형을 맞추는 신경)

자율 신경은 기능에 따른 분류이며, 교감 신경과 부교감 신경이 있습니다. 대표적인 부교감 신경은 우리 몸속 장기와 비뇨기를 담당하는 미주 신경입니다.

4. 감각 신경의 고정관념 없애기

› 감각 신경이 무슨 뜻인가요? 보고, 듣고, 냄새 맡고, 맛보고, 만져서 알 수 있는 5가지 감각을 담당하는 신경을 감각 신경이라고 말합니다. 5가지 감각을 통해 들어온 정보는 뇌로 전달된 후, 뇌의 최종 판단이 서면 척추뼈 속을 지나가는 척수를 거쳐서 척수와 연결되는 말초 신경 중 운동 신경을 통해 근육의 움직임 형태로 반응하게 됩니다.

앞에서 이야기한 뜨거운 것을 만지면 손을 얼른 뗀다든지, 시끄러운 소리를 들으면 손으로 귀를 막는다든지, 아주 작고 미세한 소리가 들리면 귀를 기울이게 되는 등 우리가 느끼는 감각에 따라 몸이 반응합니다.

어디에선가 아주 작고 미세한 소리가 들릴 때 상황을 조금 더 자세하게 묘사하면, 무의식적으로 귀는 소리가 들리는 쪽으로 향하면서 정신은 귀 쪽으로 초집중을 하게 됩니다. 그 상황에서는 눈은 뜨고 있으나 눈으로 들어오는 사물을 보고 판단하는 기능은 잠시 중지되는 현상이 정상적으로 나타납니다. 기타 감각 기관 중 한 곳에 정신이 과다하게 집중되는 상황이 되면, 다른 감각 기관의 기능은 잠시 멈추는 상태가 됩니다. 너무 당연한 현상이라 이 부분을 크게 생각하는 사람은 별로 없습니다. 그 외에도, 이와 비슷한 여러 가지 상황이 있을 수 있습니다. 우리가 여기서 얻을 수 있는 정보가 있습니다. 즉, '몸 밖에서 일어나는 상황들에 대한 감각 신경과 운동 신경의 반응은 항상 똑같지 않음'이 연구의 결과물입니다. 환경과 일이 발생하는 상황에 대한 조건은 똑같은데 '결과는 항상 같지 않음'에 관심을 두고, 그 이유와 과정을 알아보는 것이 중요합니다. 여기서 한 걸음 더 나아가, 감각 신경과 운동 신경의 반응에 대한 쏠림 현상을 이용하여 감각·운동 신경을 다양하게 활용할 수 있는 방법을 개발하게 되었고, 이를 '감각 신경 조절법'이라고 이름을 붙였습니다. 이 방법을 체계화하면 실로 놀랍고도 긍정적인 일들이 내 몸속에서 일어납니다.

똑같은 환경과 조건일지라도 감각 신경과 운동 신경의 반응은 매번 다르게 나타납니다. 예를 들면, 똑같은 무게의 아령을 들어도 근육이 나오는 정도가 다릅니다. 그 이유는 '아령을 들고 운동하는 동안 나는 무엇을 생각하고 있었는지'가 영향을 주기 때문입니다. 헬스클럽에 가면 운동법을 가르치는 트레이너 선생님이 이런 말을 자주 합니다. "대흉근 운동을 할 때는 대흉근에 생각을 집중하면서 운동 기구를 사용해야 그 근육이 잘 발달됩니다." 다른 부위의 근육을 위한 운동도 마찬가지입니다. 이 말의 의미는 내가 원하는 근육에 집중하면서 운동을 하면 그 생각은 뇌에 전달되고, 뇌에서는 그 근육에 필요한 혈액을 보내서 산소와 영양분이 공급되어 근육이 발달하게 됩니다. 이 말을 의학적으로 표현하면 다음과 같이 됩니다.

힘을 쓰고 있는 근육에 대한 정보는 감각 신경을 통해 척추로 들어가서 뇌로 전달됩니다. 뇌는 정보를 통합·분석·판단 후, 척추 신경 앞부분을 통해 운동 신경에게 명령을 내려서 근육이 제대로 일을 할 수 있게끔 산

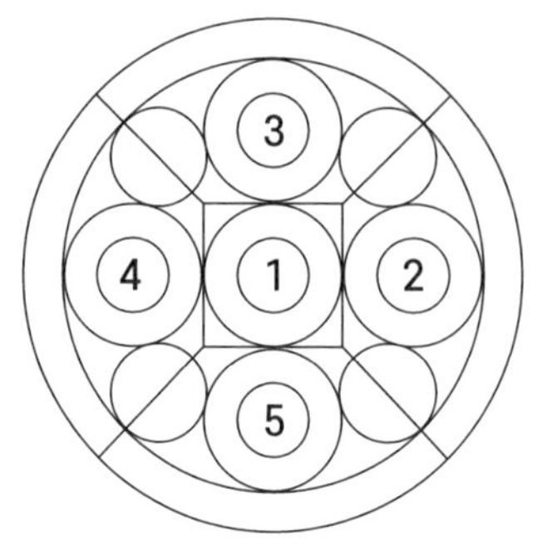

소와 에너지를 지원하도록 명령을 내립니다. 척추 신경은 척추 밖에 대기하고 있는 전용선(수출 섬유)을 통해 뇌의 뜻에 맞는 만큼의 반응을 보이도록 관리를 합니다.

설명 과정에서 체신경, 감각 신경, 운동 신경, 전용선, 뇌, 척추 등의 용어가 나오니 머리가 좀 복잡해지는 느낌이 드시죠? 복잡한 용어는 다 빼고, 다른 것으로 비유해서 간단하게 설명하겠습니다. 우리는 능력 평가 시험을 보는 게 아니고, 이해하는 게 중요하기 때문입니다.

꽤 큰 주전자 하나가 내 앞에 있습니다. 그 큰 주전자 속에 다양한 크기와 각기 다른 성질을 지닌 재료를 넣고 잘 섞어서 끓이려고 합니다. 모양도 제각각, 크기도 제각각이라 하나의 입구를 통해 한꺼번에 재료를 집어넣으려고 하니, 옆으로 흘리는 것도 있고 너무 커서 안 들어가는 것도 있습니다. 궁리 끝에 주전자 뚜껑에 구멍을 5개 뚫었습니다. 물론 재료들의 특성에 맞게 말입니다. 가루는 가루 전용 구멍으로, 큰 덩어리는 크기에 맞는 구멍을 통해서 넣습니다. 이런 식으로 재료들을 통 속으로 집어넣으니 효율성도 좋고 일하기도 편합니다. 어느 구멍으로 어떤 재료가 얼마만큼 들어왔는지 쉽게 파악도 됩니다.

일단 전용 통로를 통해서 들어온 재료는 큰 주전자 안에서 골고루 섞입니다. 잘 섞인 재료들은 주전자 꼭지를 통해 밖으로 나가게 됩니다. 들어올 때는 각기 다른 성분에 크기도 다르고 배분율도 달랐지만, 나갈 때는 골고루 섞여 밖으로 나갑니다. 섞는 비율은 주전자 주인의 마음대로 결정됩니다.

주전자 주인이 1번 구멍을 통해 들어온 재료가 전체의 10% 정도에 불과하지만 '조금 더 넣어야겠다.'라고 생각을 하고 15%를 넣을 수도 있습니다. 주인 마음대로니까요. 또 하나 중요한 사실은, 들어올 때 성분은 제각각이었지만 주전자 안에서 섞인 다음에는 하나의 결과물로 바뀝니다. 이 의미를 잘 알게 되면, 우리의 뇌가 얼마나 놀라운 일을 해낼 수 있으며, 엄청난 능력이 있는지 놀라게 될 겁니다.

우리 몸도, 뚜껑에 구멍이 5개 뚫린 큰 주전자와 다르지 않습니다. 우리 뇌를 이루는 900억 개가 넘는 신경 세포 능력은 우리가 신기하게 여길 만한 여러 가지 일들을 합니다. 불가능하다고 생각했고 너무도 당연히 안 될 일이라고 생각했던 여러 가지 일들을 우리 뇌는 한 치의 착오도 없이 실행합니다. 이 원리를 이용하면, 이제까지 경험해 보지 못한 일들을 여러분이 경험할 수 있습니다. 우리는 이를 '본능' 또는 '반사 운동'이라는 이름으로 부르며 잘 이용하고 있습니다. 우리 자신도 그동안 알고 있기는 했지만 '그거 당연한 거 아닌가?'라고 생각하고 살아왔을 뿐입니다.

먼저, 본능적이거나 반사 운동이라 불리며 작동되는 몸의 능력을 보겠습니다. 처음 가 본 건물의 위층에서 아래층까지 계단을 이용해 엄청 빠른 속도로 뛰어 내려가도 발을 헛딛거나 잘못 딛거나 넘어지지 않습니다. 그러나 빠른 속도로 뛰어 내려가는 도중, 예상치 못하게 계단 한 개가 높거나 낮거나 혹은 다른 계단과 같지 않을 때는 어김없이 헛디뎌 넘어집니다. 눈을 통해 순간적으로 계단을 쳐다보는 즉시, 뇌에서는 계단의 높이, 계단의 개수 등이 이미 계산되어 있으며 근골격계에 어느 정도의 속도로 내려갈 수 있는지를 알려 주고 실행에 옮깁니다. 모든 계단이 계산법에 맞게 배열되어 있으면 끝까지 아무 사고 없이 안전하게 내려갈 수 있습니다.

팔과 다리의 근육이 엄청 빠른 속도에 맞춰 움직이려면 근육이 움직이도록 명령을 내려 주는 운동 신경 섬유 끝에서 아세틸콜린이 필요한 만큼 분비되어야 합니다. 우리는 아세틸콜린 분비를 촉진하는 여러 가지 방법을 정력 증진법에서 이미 배웠습니다.

빨리 뛰어 내려가도 넘어지지 않는 능력 이외에도 대단한 것은 또 있습니다. 얼마 전 "어떤 여학생이 5층 옥상에서 떨어졌는데 밑에 있던 친구가 손을 뻗어 그 친구를 받았더라."라는 기사를 온라인에서 읽은 적이 있습니다.

움직이는 물체가 떨어지는 것을 받았다는 것도 신기하고, 최소 50kg의 무게에 가속도가 붙어 빠르게 떨어지는데 손으로 받은 학생은 관절 탈골이나 뼈 골절이 없었다는 것도 신기합니다. 무게 50kg짜리 물건이 떨어지면 그걸 손으로 받은 사람은 어떻게 될지 상상이 가지 않습니다. 뼈와 근육의 능력이 우리가 생각했던 것보다 훨씬 대단한 것 같습니다. 정신이 오로지 떨어지는 학생을 받아야겠다는 데 집중되어 있으면, 육체에 영향을 주어서 엄청난 힘이 발휘될 수 있다는 이야기인가요?

누구나 한번쯤 경험해 보았을, 다른 예를 하나 더 들어 보겠습니다. 만화책을 너무 열중해서 읽고 있다가 엄마가 밥 먹으라고 부르시는 소리를 듣지 못한 경험이 한번쯤 있겠죠?

우리는 책을 너무 집중해서 읽고 있었기 때문에, 들리지 않은 겁니다. 귀를 막고 있었던 것도 아닌데 부르는 소리를 듣지 못했다면 그게 왜 그렇게 되었는지 혹시 생각해 본 적이 있나요? 그 이유를 알게 되면 여러분은 '아, 그렇구나. 참 신기하네.'라고 생각할 겁니다. 이러한 사실이 어떠한 근거와 과정을 거쳐 이루어지는지 알아보겠습니다.

그 과정을 알고 나면, 얻을 수 있는 결과물이 있습니다. 연습하고 익숙하게 만들어서 내 것을 만들면 몸과 마음에 유리한 쪽으로 사용할 수 있습니다. 스스로 느껴지는 만족감도 있고, 다른 사람이 못하는 것을 나는 할 수 있다는 사실이 신기하기도 하고, 할 때마다 그 재미가 쏠쏠합니다.

이런 최고 성능을 가진, 슈퍼컴퓨터보다 더 완벽한 능력을 소유한 '나'라는 존재는 어디에서도 사거나 구할 수 없습니다. 이 놀라운 능력을 발휘할 줄 아는 내 몸을 어찌 귀하게 여기지 않을 수 있겠습니까? 그동안 내 몸의 가치를 몰랐던 걸 생각하면 내 몸에게 미안해질 겁니다.

이제부터 오감을 느끼는 감각 신경, 운동 신경을 조절하는 체신경계에 대해 알아보고 감각 신경과 근골격계 신경 섬유의 모르고 지나쳤던 기능이 무엇인지, 어떻게 하면 내가 가진 기능에 대해 알고 난 후 그동안 사용하지 못했던 숨겨진 능력을 발휘할 수 있는지, 어느 시기에 어떠한 방법으로 그 능력을 꺼내서 유용하게 사용할 수 있는지 알아보겠습니다.

우리가 느끼는 5가지 감각과 근육 움직임에 대한 조절 기능은 현대 의학에서 '체신경계'라고 불리는 신경 섬유가 맡습니다.

감각 신경 훈련 방법은 일상생활에서 활용하기 좋은 방법이며 스스로 시도해 볼 수 있는 안전한 방법입니다. 몸에 나쁘거나 해롭지 않으니 안심하고 시도해 보아도 좋습니다. 감각 신경을 조절해서 우리 몸이, 예상되는 통증 상황이나 고통을 겪고 있는 상황에서 어떻게 벗어날 수 있는지 그 방법을, 제가 겪은 몇 가지 실제 사례를 예로 들면서 알아보겠습니다. 여기서 제일 중요한 것은 우리가 갖고 있는 '고정 관념'을 없애는 방법입니다.

시력을 담당하는 눈은 내 몸의 일부분이며 옆 사람의 눈도 내 눈과 마찬가지로 그 사람의 일부분입니다. 눈의 입장으로 보면 내 눈과 옆 사람의 눈은 비록 다른 몸에 붙어 있지만 같은 역할을 하는 눈입니다. 내 코라 하더라도 눈의 관점에서 보면 엄연히 다른 부류에 속하는 기관입니다. 보는 관점에 따라 내 것과 남의 것에 대한 기준이 달라질 수 있습니다. 기본적으로 가지고 있는 ‘나와 내 것에 관한 개념’을 없애는 것이 ‘고정 관념을 없애는 방법’입니다.

소리는 듣는 것이지만 볼 수도 있습니다. 눈으로 사물을 보는 것에 대해 우리는 2가지 표현 방식이 있습니다.

1. 보다

2. 바라보다

마찬가지로 듣는 것에 대한 표현 방식도 2가지입니다.

1. 듣다

2. 들어 보다

오감(5가지 감각)으로 표현되는 단어는 모두 2가지 표현 방법이 있습니다.

1. 냄새를 맡다

2. 냄새를 맡아 보다

1. 먹는다

2. 먹어 보다

1. 만지다

2. 만져 보다

두 가지 표현의 의미는 우리가 생각하고 있는 것보다 더 과학적입니다. 선조들은 이미 그 의미를 알고 계셨던 것으로 생각됩니다만, 단어 사용 과정에서 뜻의 차이점은 없어지고 거의 같은 의미로 사용되고 있습니다.

감각 신경을 통해 들어온 오감의 정보는 척추 속 척수 신경을 타고 뇌에 전달되며 정보의 통합·분석에 따라 대응 방법이 결정되고, 결정된 사항은 척수 신경을 타고 하달되어 최종적으로 말초에 있는 신경 섬유를 통해 근골격계 근육이 반응을 나타내게 됩니다.

말씀드리려는 이야기는 다음과 같습니다. 오감을 통해 들어오는 정보는, 오감을 담당하는 각각 다른 부위의 감각 신경을 통해 최종 도착지인 뇌로 전달됩니다. 뇌에서는 들어온 정보를 통합하고 분석해서 '체신경계'라고 불리는 말초 신경을 통해 명령을 하달합니다.

알게 된 정보를 통합·분석하는 뇌는 입력된 정보 그대로를 결과에 반영하는 것이 아닙니다. 효율적인 결과를 얻기 위해서 뇌의 판단에 따라 분배할 때는 비율을 달리 조정합니다.

'오감을 통해 입력된 정보의 비율과 뇌에서 통합·분석 후 말초 신경을 통해 내보내는 결과물에 대한 출력의 비율이 같지 않다.'라는 사실입니다. 이 사실은 여러분들이 놀랄 만한 재미있는 결과를 만들어 냅니다.

'소리는 듣는 것'이란 사실은 누구나 알고 있습니다. 그 소리를 카메라로 찍어서 볼 수도 있습니다. 소리는 들을 수도 있지만 볼 수도 있습니다. 물론 소리를 듣는 것이 '주기능'이고, 볼 수 있다는 것은 '부기능'입니다.

절에 가면 관세음보살상을 볼 수 있습니다. 어릴 때, 염불로 "나무아미타불 관세음보살"이라고 하시는 스님들을 뵈었던 기억이 납니다. 관세음보살을 한자에서 한글로 풀이하면 "세상의 모든 소리를 볼 수 있는 보살"이라는 뜻입니다. 세상의 소리를 눈으로 볼 수 있음은 깨달음의 경지에 이르렀다는 의미를 내포하고 있습니다. 불가에서 관세음보살은 자비로 중생을 구제하고 이끄는 보살로서, 중생의 모든 것을 듣고, 보며 보살피는 의미로 1,000개의 손과 1,000개의 눈을 가져 하나도 빠짐없이 중생의 모든 것을 보고 어루만질 수 있음을 형상화한 보살입니다.

우리가 사는 현대 사회에서 우리 주변에 '소리를 볼 수 있다는 증거'는 너무도 많습니다. 병원에 가면 임산부 뱃속의 태아 모습을 볼 수 있는 초음파 검사를 합니다. 초음파 사진을 찍어서 태아의 생생한 모습을 보여 줍니다.

초음파는 사람이 들을 수 있는 소리의 영역(16~20,000Hz)을 넘어서는 음파로, 주파수가 크고 파장이 짧습니다. 파장이 짧아서 피부를 뚫고 들어가 뱃속 장기에 부딪혀 되돌아 나온 음파를 나타내는 검사법입니다. 이처럼 소리는 볼 수 있는 결과물로 얻을 수 있습니다. 즉, 소리는 들을 수도 있고 볼 수도 있습니다.

내과에 가면 갑상선 또는 내부 장기를 초음파로 찍어서 보여 줍니다. 초음파는 파장이 아주 짧은 소리의 파장이기 때문에 초음파라고 부릅니다. 사람 귀에는 들리지 않는 음파를 뱃속에 대고 쏘면, 배를 통과해서 속에 있는 장기에 부딪혀 되돌아오는 소리파를 사진으로 찍는 것이 초음파입니다. 소리를 사진으로 보는 것입니다. 소리는 당연히 들을 수 있지만 볼 수도 있는 것입니다.

5. 감각 신경을 이용한 생활 치료법

(1) 소리를 역이용하는 이명 치료법

소리는 파동이며 움직이면서 이동이 가능한 성질을 이용하여 이명 치료에 유용하게 활용할 수 있습니다.

이명이 어떠한 원인으로 생기는지는 의학적으로도 명확히 알려져 있지 않습니다. 치료법도 특별히 없습니다. 이명 증상이 일상생활에 불편을 끼쳐서 문제가 될 때는 이명보다 큰 소리를 이용해, 환자가 이명 소리를 인식하지 못하도록 증상을 없애 주는 치료법 외에는 근본적인 치료법은 아직 밝혀진 바 없습니다. 작은 삐~ 소리부터 시끄럽게 우는 매미 소리, 기차 지나가는 소리, 파도 소리 등 큰 소리까지 다양한 소리가 있습니다.

저자는 피곤하거나 몸이 좋지 않을 때 높은 톤의 삐~ 소리가 울리는 이명 증상이 있었습니다. 그러나 이제는 저자가 개발한 이명 치료법으로 이명 증상을 신속하게 없앨 수 있기 때문에 스트레스를 받지 않습니다. 이명 증상이 나타날 때마다 바로바로 그 증상을 없애다 보니 지금은 이명을 잊고 지내고 있습니다.

이명으로 고생하시는 분들이 치료 방법을 배우셔서 스스로 이명 증상을 없애고 괴로움에서 해방되면 좋겠습니다. 그 방법을 알려드립니다.

이명 치료법은 감각 신경 조절법을 이용하여 치료 효과를 얻는 방법입니다. 이명 소리를 끈끈이 테이프에 붙여 내 몸 밖으로 내보내는 관념 치료법입니다.

이명증이 발생할 때 나는 소리는, 일반적으로 귀를 통해서 귀 밖의 소리를 듣는 것과 차이가 있습니다. 이명 때 들리는 소리는 몸 내부에서 나는 소리이며 나에게만 들립니다. 이명증의 소리는 나에게만 들리기 때문에 아

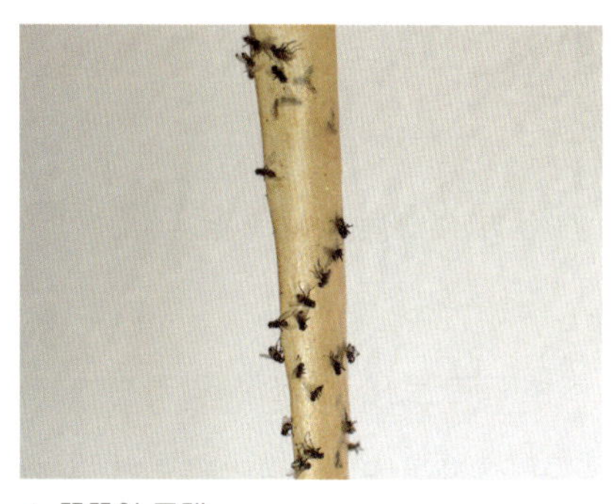

▲ 끈끈이 트랩

무리 큰 이명 소리라고 해도 옆 사람은 듣지 못하는 게 특징입니다. 본인에게만 들리는 관념상의 소리일 수 있습니다.

이명 제거법의 치료 근거는 다음과 같습니다. 감각 신경 중 소리를 담당하는 청신경은 귀 밖에서 들리는 소리가 귀로 들어와서 고막의 떨림을 통해 그 자극이 청신경에 전달되면 비로소 뇌에서는 소리로 인식하게 됩니다. 소리를 인식하는 두 번째 방법은, 소리가 머리뼈(두개골)를 울리면 청각 신경이 머리뼈를 통한 울림의 정도를 인식하고 뇌에서 반응하는 것입니다.

이명증 환자에게 들리는 소리는 '소리'의 조건이 충족된 상태에서 비로소 소리라고 정의할 수 있습니다. 이 원칙을 확실히 인지한 후, 이명증에 의한 소리를 소리로 인식하지 않고 끈끈이 테이프에 붙여, 귀로부터 발끝으로 내려 치료하는 방식입니다. 이명 제거 방법을 사용하면 효과는 매우 빠르게 나타나며 1~2분 내에 이명이 없어집니다.

작은 삐~ 소리부터 시끄럽게 우는 매미 소리, 기차가 철로 위를 지나가는 소리, 큰 파도 소리 등의 큰 소리까지 다양한 종류의 이명이 있습니다만 의학적인 완치 방법은 아직 없습니다. 심한 경우, 시끄러워서 잠을 못 자는 경우도 있습니다. 귀에 문제가 있는 경우에 발생 빈도가 높고 원인 없이 증상이 나타나는 경우도 많습니다. 저도 예전에는 몸이 피곤하거나 지칠 때 가끔 삐~ 소리 이명증이 생겼습니다. 그럴 땐 다음과 같이 합니다. 바로 삐~ 소리를 가상의 '천장에 달아 길게 늘어뜨린 끈끈이'에 이명 소리, 즉 삐~ 소리를 끈끈이에 붙인 후 귀에서부터 발까지 잡아 내려 발바닥이나 엄지발가락을 통해서 밖으로 내보냅니다. 실행 방법으로 '삼킨 침 뒤따라가기법'을 이용하거나 '삼선 방송공'을 이용해서 소리를 내보내면 됩니다. 그 즉시 이명이 사라집니다.

끈끈이에 붙은 소리를 몸 중앙쯤에 있는 척추를 거쳐서 골반 부위쯤 내리면 이미 이명은 모기 소리만 하게 줄어들지만, 발까지 내린 후 엄지발가락이나 발바닥을 통해 밖으로 내보내야 완전히 이명이 사라집니다. 소리를 없애는 데 걸리는 시간은 불과 1분 이내입니다. 단, 삼선 방송공에 익숙해진 경우에 가능합니다.

이명 환자가 생각할 때 특별한 치료법은 없고 수술을 할 일도 아니지만 이명 때문에 고통을 받고 있다고 생각해 보십시오. 이로 인해 우울증도 생길 수 있고 매사 자신감을 상실할 수도 있습니다. 이러한 때에 돈 한 푼 안 드는 해결책이 있다면 새로운 시도를 해 보는 것이 좋겠다는 생각이 듭니다. 이 방법을 실행하거나 지켜본 후 결과에 대해 너무 의아해할 필요는 없습니다. 내가 원래 가지고 있던 기능을 되찾았을 뿐 변한 것은 아무것도 없다고 생각하면 됩니다.

사람의 능력은 내가 알고 있는 것보다 훨씬 다양한데, 단지 그 기능을 잊고 사용을 안 한 지가 너무 오래되어서 잊고 있었던 겁니다. 원래 가지고 있던 기능일지라도 오랫동안 사용을 안 하다 보니, 그 기능은 나도 모르는 사이에 '자물쇠 채운 창고'에 들어가 있었던 겁니다. 잠겨 있는 자물쇠를 풀고 작용 제한 기능을 해제시키면 그동안 잊고 있었던 여러 가지 기능들이 되살아납니다.

201

보고, 듣고, 냄새 맡고, 맛보고, 만져 보는 5가지 감각 기능을 담당하는 신경 세포가 원래 가지고 있는 각자의 고유 기능 5가지 외에 감각 기관 모두가 가지고 있던, 그러나 지금은 숨겨져 있는 보조 기능, 즉 삭제 기능, 분리 또는 통합 기능, 감각 호환 기능 등을 원래 가지고 있던 능력 그대로 원상 복구시켜서 사용할 수 있습니다.

(2) 급성 복통 치료법

급성 복통은 위 또는 장운동이 갑자기 불규칙해지면서 통증이 생깁니다. 급성 복통 치료법은 우리가 그동안 배운 부교감 신경 활성화 방법을 '역이용하는 테크닉'입니다. 즉 '자물쇠를 잠글 줄 알면 열 줄도 안다.'라는 표현이 어울리는지 모르겠지만, 그런 논리로 생각하면 간단하게 실행할 수 있는 방법입니다. 이전까지는 부교감 신경에 집중해서 담당 기관이 활성화되도록 하는 방법이었다면, 이 방법은 한곳에 몰린 집중 상황을 여러 곳 또는 다른 곳으로 흩어지게 하여 뇌가 부교감 신경에만 집중하는 것을 막는 방법입니다. 구체적인 예와 그 이유에 대하여 알아보겠습니다.

이 방법은 각가지 여러 상황에서 응용할 수 있으며, 사용할 기회가 자주 있기 때문에 알아 두면 편리합니다. 치료 방법을 일명 '톡톡 치료법'으로 부르겠습니다.

직접 경험한 예를 설명과 함께 알려드립니다. 오래전, 집에 같이 살고 있던 당시 30세 아들이 한밤중에 심한 복통으로 어찌할 바를 모르고 심하게 고생을 하고 있었습니다. 너무 통증이 심해서 얼굴이 창백해지고, 먹는 약으로는 가라앉을 것 같지 않아서 응급실에 갈까 생각도 해 봤지만, 더 급한 응급 환자의 순서에 밀려서 시간이 지연되고 검사와 치료 과정이 복잡할 거라는 생각에 일단 집에서 해결해 보기로 했습니다.

장이 뒤틀리면서 생긴 통증으로 판단하고 핫팩도 대 주고 배를 문질러 주는 등 우리가 흔히 배 아플 때 집에서 할 수 있는 조치를 다 해 봤으나 전혀 효과가 없었습니다. 이때 저자가 고안해 낸 '톡톡톡 치료법'을 시행해 보았습니다. 효과는 완벽했습니다. 통증은 이내 가라앉았고 복통으로 너무 시달렸기 때문인지 통증이 가라앉자 바로 잠이 들었습니다. 아침에 일어나서 물어보니 통증이 가라앉은 후 재발 없이 다 나았다고 하더군요.

장 경련성 통증을 가라앉히는 방법인 '톡톡톡 치료법'은 다음과 같습니다. 양쪽 두 번째 손가락 끝으로 배의 한두 곳을 '톡톡톡톡' 계속 노크하듯 두드리는 겁니다.

잘못된 음식을 먹으면 장운동을 조절하는 부교감 신경의 정상적인 균형이 깨지면서 장운동이 불규칙하고, 격렬한 장운동을 일으키게 됩니다.

그때 '톡톡톡' 두드리는 자극은, 싸움판에서 싸움 당사자도 아니면서 옆에서 신경이 거슬릴 정도로 깐죽대지만 그렇다고 전혀 무시할 수 없는 정도의 역할을 합니다. 복통이 생기면 뇌에서는 통증이 생긴 복부에 모든 역량을 동원해서 집중하여 문제 해결을 하려고 합니다. 이때 톡톡톡 치료법으로 약한 자극을 계속 복부에 주게 되면 뇌에서는 그냥 무시하고 지나칠 수 없게 됩니다. 뇌는 몸의 아무리 작은 자극이라도 감지하여 관심을 갖고 말초 신경에 명령을 내려서 해결하는 속성이 있습니다. 이를 이용한 '톡톡톡 치료법'은 뇌와 말초 신경의 '집중도'를 분산시키는 역할을 하게 됩니다.

즉, 한 가지 문제점에 집중하려는 신경 섬유의 힘을 상황이 전혀 다른 두 군데로 분산시키는 방법입니다. "톡톡톡톡…" 계속 배를 두드리면 비록 약한 자극이지만 뇌에서는 작은 자극에 대한 반응을 나타냅니다. 뇌의 입장에서는 현재 급한 문제가 있는 한곳, 장에만 집중하고 싶은데 옆에서 톡톡톡 약한 자극을 계속 주니 신경이 분산될 수밖에 없습니다.

소화기 운동을 담당하는 부교감 신경이 장의 원래 상태, 즉 규칙적이고 안정적인 장운동 상태를 위해 최대한 노력하면서 교감 신경과 의논해 가면서 보조를 맞추고, 뇌의 명령에 따라 일사불란하게 움직여야 하는 상황에 톡톡톡 치는 느낌이 오면 "누군가 내 피부를 계속 두드리면서 자극을 주고 있는데 그 자극이 멈추지 않고 계속됩니다."라고 감각 신경이 보고를 하게 되고 뇌는 약한 자극이라도 놓치지 않는 습성이 있으므로 한곳에 집중하지 못하고, 분산된 상태에서 일을 처리하게 됩니다.

자율 신경에 의해 야기된 복통은 타이어의 실바람 새듯, 뇌의 집중도가 분산되어 그 결과로 복통이 서서히 가라앉습니다. 시간은 30분 정도 소요되며 통증의 고점이 서서히 낮아지면서 환자가 안정되어 스르르 잠이 듭니다.

'배 아플 때 치료법'은 몸에 반응하는 뇌의 주 기능을 여러 곳으로 분산시켜서 해당 신경 섬유의 과도한 작동을 방지하고, 몸을 정상적으로 빨리 되돌리는 방법입니다.

(3) 마취 없이 치과 치료 받은 이야기

저자가 병원을 개원한 지 5년쯤 지난 시기에, 치통으로 같은 건물 위층에 있는 치과에 가게 되었습니다.

치과 원장님이 치아 상태를 확인하시더니 치료하기 전에 먼저 신경 치료를 위해 잇몸 부분에 마취 주사를 놓겠다고 하셨습니다. 잇몸 부분에 마취를 하게 되면 치료 후 마취가 풀리지 않아서 저자가 환자를 진료할 때 발음도 새고 입술이 부어 있는 상태라 불편한 상황이 되지 않을까 내심 걱정이 되었습니다. 치과 원장님께 마취를 안 한 상태에서 치료하면 좋겠다고 말씀드렸더니 난색을 나타내며 하시는 말씀이 "치아와 관련된 통증은 다른 통증과 달리 참기가 힘듭니다."라고 하셨습니다. 주위에서 치통으로 고생한 이야기를 들어 보았기 때문에 이해가 되었습니다. 그래도 포기하지 않고 한말씀 드렸습니다. "원장님, 정 그러시면 마취 주사는 옆에 준비만 해 놓으시고 제가 통증을 참지 못하면 그때 주사하면 안 될까요?"라고 말씀드렸습니다. 저와 친분이 있던 원장님이라 거절을 못 하시고 제 말대로 치료를 시작했습니다.

치과 의자가 뒤로 눕혀지고 라이트가 켜지자, 저는 바로 삼킨 침 뒤따라가기법과 원리가 같은 <u>삼선 방송공</u>[1]을 시작했습니다. 방송공의 '방송'이란 '긴장을 풀어 이완을 한다.'라는 뜻입니다. 그 당시에는 저자가 '삼킨 침 뒤따라가기법'을 창안하기 이전 상태였으며, 삼선 방송공을 중국에서 배워 알고 있는 상태였습니다.

천천히 숨을 들이쉬면서 숨이 진행하는 방향으로 생각을 집중하고, 숨의 80% 정도를 들이쉬고 나면 1초간 멈추는 듯한 느낌 후 숨을 천천히 내쉬면서 생각은 밑을 향해 가며 천천히 내쉬고…

날카로운 쇳소리를 내며 빠르게 돌아가는 치과 기계음이 귀를 통해 들어오면, 의식을 내 호흡에 맞추고 가다듬어 호흡에 집중하며 정신은 호흡을 쫓아가되 느긋하고 넓게…를 반복했습니다. 그렇게 여러 번을 반복하

---

1) 조왕기, 『숨을 잘 쉬어야 기가 산다』, 하남 출판사, 2001년, 148~150p.

니 어느덧 치료가 끝났습니다. 마취 주사를 맞지 않고 아픈 치과 치료를 끝낸 것입니다.

저는 치료 도중 통증은 전혀 느끼지 못했으며 몸에 힘을 주거나 긴장하지 않았습니다. 주먹을 쥐지도 않았고 발도 겹쳐 놓지 않았습니다.

치과 원장님께서 "너무 신기하고, 이해가 안 된다. 방법이 뭔지 알려 달라."고 하셨습니다. 저자는 웃으면서 "그냥, 다음에 기회가 되면 알려 드릴게요." 하고 치료를 마쳤습니다. 그때 치료 받은 부위는 지금까지 아무 문제없이 잘 사용하고 있습니다. 깔끔하게 마무리가 잘 되었습니다. 이런 일은 방법을 알면 누구나 할 수 있는 것입니다.

그 방법을 알려 드리겠습니다. 위에서 잠깐 말씀드렸듯이, 우리 몸에서 느끼는 감각과 그에 관련된 근육의 움직임은 체신경계 시스템이 맡아서 합니다.

체신경 시스템이란 보고, 듣고, 맛보고, 냄새 맡고, 피부에서 느끼는 감촉 등 오감 반응을 담당하며 내 의지대로 움직일 수 있는 근육을 담당하는 시스템입니다. 이런 지식을 바탕으로 치과 치료 때 통증을 느끼지 않는 것이 어떻게 가능한지 알려 드리겠습니다. 통증을 일으키는 여러 가지 자극에 대해서 우리 몸은 완벽하게 반응합니다. 이를 '반사 운동'이라고 말합니다. 예를 들어, 바닥에 있는 압정을 밟았을 때 0.1초도 안 되는 시간에 몸이 즉각 반응하여 비명 소리가 나오고 발바닥을 들어 올리며 깡총 뛰게 됩니다. 통증에 반사적으로 반응하는 신경 섬유는 1초에 100m 이상의 거리를 갈 수 있는 속도를 가지고 있습니다. 우리 몸은 완벽한 경비 시스템으로 구성되어 있기 때문에 문제가 생기면 바로 정보가 척추를 통해 뇌에 전달되어 어느 한구석의 작디작은 이상이라도 뇌는 놓치지 않습니다.

뇌는 아주 작은 자극이라도 반응을 하며, 끝까지 문제를 해결하여 몸
이 정상화될 때까지 책임을 완수하는 특성이 있습니다. 이런 특성을 이용
해서 감각 신경 기능을 분산시키거나 한곳으로 집중시켜 우리가 원하는
방향으로 감각 신경의 기능에 변화를 줄 수 있습니다. 삼선 방송공이 익
숙하지 않으신 분들은 아래의 집중 분산법이라는 방법을 쓰면 좀 더 쉽
습니다.

(4) 모기를 이용한 집중 분산법

모기가 날아다니며 내는 웽웽 소리는 신경 쓰이는 소리임에 틀림없습니
다. 특히 불을 끄고 잠자리에 누워 있으면 더욱 잘 들리는, 작지만 신경 쓰
이는 소리입니다. 모기를 잡겠다는 일념에, 숨소리도 작게 하고 귀에 정신
을 집중하여 모기의 위치 파악부터 들어갑니다. 드디어 모기 한 마리가 웽
웽 소리를 내며 내 몸 주위를 날아다닌다고 상상해 보십시오. 숨을 죽여
가면서 집중을 하게 됩니다. 우리의 뇌는 너무 완벽한 시스템으로 작동되
므로 날아다니는 모기를 무시해 버리지 못하고 계속 모기의 위치 파악에
들어갑니다. 사실 모기가 문다고 하더라도 생명에 지장이 있는 것도 아닌
데 모기가 내 얼굴 바로 옆에서 날 때, 과감하게 무시하고 잠을 자는 사람
을 아직 보지 못했습니다. 일어나서 불 켜고 신문지 둘둘 말아 잡거나 맨
손바닥으로 해결한 후 편하게 잠들기를 사람들은 원합니다.

언제 모기를 잡을지, 모기가 언제쯤 내 사정거리에 들어올지 눈동자는
계속 모기를 의식합니다. 손도 순간적으로 뻗을 것을 대비해 만반의 준비
를 합니다. 이 과정을 응용한 통증 제거법입니다. 치통뿐 아니라 몸에서
발생하는 거의 모든 통증을 경감시키거나 느끼지 못하게 할 수 있습니다.

모기를 잡기 위해 집중하는 상황과 치과 치료의 상황은 어떤 관련이 있을까요? 치과 치료용 의자에 누워 밝게 켜진 불빛을 의식하며 초집중 상태로 몸은 긴장해서 주먹을 쥐거나 힘을 줍니다. 이때 모기 한 마리가 내 얼굴에 앉았다고 생각해 보십시오. 그 모기가 얼굴에서 목을 지나 몸쪽으로 기어 내려가고 있다고 생각해 봅시다.

완벽한 몸의 경비 시스템에서는 치과 치료를 받는 상태와 모기가 내 몸에 앉아 있는 상태 이 2가지를 놓치지 않습니다. 이때, 뇌의 집중 상태는 둘로 나뉘고 한곳에 집중할 때보다 집중도는 살짝 흐트러집니다. 치과 기계음의 윙 소리가 들리면 내 의식은 초집중 상태로 들어갑니다. 이때, 얼굴에 앉은 모기를 생각하면 뇌 집중의 초점 대상이 순간적으로 바뀝니다. 작은 모기 한 마리를 떠올리는 것만으로도, 치과 치료에 대한 통증이라는 절체절명의 긴장감이 흐트러지게 됩니다.

사실 모기가 물어도 생명에 지장이 있는 것도 아닌데, 예상되는 치과 치료 과정에서 겪게 될 엄청난 통증에 '뇌가 집중하는 집중력'을 감소시킵니다. 이 과정에서는 분산된 집중력을 유지하는 것이 핵심 방법입니다. 치과 치료용 조명이 켜지고 치료용 기계 소음과 이를 갈아 낼 때 예상되는 공포는 내가 관여하지 않아도 몸에서 자동 반사적으로 초집중할 것이니, 나는 그저 내 몸에 앉아서 밑으로 서서히 움직이는 모기가 언제 물 것인지 그 움직임만 놓치지 않으면 됩니다.

이 방법이 바로, 주전자 뚜껑에 난 구멍을 통해 들어간 재료(통증)를 주인이 휘휘 저어 섞은 다음 두 군데로 나누어 적당하게 나누어 주는 것과 같은 이치입니다.

(5) 맛은 혀만 느끼는 것일까?

'중국 음식은 맛으로 먹고, 일본 음식은 눈으로 먹는다.'는 말이 있습니다. 눈을 가리고 먹는 음식 맛과 눈을 뜨고 보면서 먹는 음식의 맛은 천지 차이가 납니다. 오래전, TV 프로그램에서 봤던 내용입니다.

양파를 냉장고에 넣어 놨다가 눈을 가린 시식자에게 시원한 양파를 먹게 하고 무슨 맛인가라고 질문했더니 시원한 사과 맛이라고 대답했습니다. 가린 눈을 뜨게 하고 양파를 보여 주었더니 본인도 믿기지 않는다는 표정을 지었습니다.

'눈이 맛을 본다.'고 하면 그게 무슨 소리인가? 하실 겁니다. 눈을 가리고 맛을 본 다음, 가렸던 눈을 뜨게 하고 음식 맛을 보고 나면 '눈이 맛을 본다.'는 의미를 아실 겁니다.

왜 그럴까요? 이 과정을 설명하면 독서 삼매경과 비슷한 이야기가 됩니다. 음식을 먹기 전에 오감이 동원되어 눈으로 음식을 보고, 귀로 음식의 조리 과정에서 들리는 소리를 듣고, 코로 냄새를 맡고, 재료를 만져 보는 과정은 큰 주전자 뚜껑에 뚫린 5개의 구멍을 통해서 정보가 들어가는 것과 같습니다. 들어간 정보는 뇌에서 통합·분석되면서, 혀의 움직임에 큰 힘을 실어 주기 위해 눈과 귀와 코를 통해 입력된 지분율을 한쪽, 즉 맛을 느끼는 혀에 몰아줍니다.

그런데, 눈을 가리고 귀를 막고 코를 막은 후 음식 맛을 보면 입력 당시의 정보가 차단되어 오감이 동원되어 느꼈던 풍미를 느끼지 못하게 되는 겁니다. 이 역시 말초 신경이 갖는 분배 분리 기능을 설명할 수 있는 하나의 재료가 됩니다.

여러 가지 예를 들어 보겠습니다. 감각 신경과 체신경이 속해 있는 말초

209

신경의 기능을 알고 잘 응용한 후 알게 되는 우리 몸의 능력에 대해 놀랄 것입니다. 이 사실을 알고 나면, 어디 가서 억만금을 주고도 살 수 없는 내 몸을 어찌 귀하게 여기고 사랑하지 않을 수 있겠습니까. 내 몸은 너무너무 귀한 존재이기 때문에 누가 뭐라고 하지 않아도 나 스스로, 나를 귀중하게 여기게 됩니다.

(6) 체온 조절법

티베트 불교는 역사와 전통을 자랑하는, 세계에서 그 위치가 확고한 종교입니다. 최고 지도자 달라이 라마를 모르는 사람이 거의 없을 정도로 유명합니다. 티베트의 여러 가지 독특한 고유 전통들이 티베트 불교를 바탕으로 이루어져 있는데, 티베트 승려들 사이에는 특별한 방식의 수련법이 밀교 형식으로 전해지기도 합니다.

승려들이 여러 명 모여 즉시 문답 형식으로 학문의 깊이를 확인하기도 하시요. 우리가 어릴 때 동네에서 술래잡기하듯 승려들도 한가한 시간에는 여가 활동 놀이를 하기도 합니다.

다큐멘터리 TV 프로그램에서 본 적이 있는 이야기를 말씀드리려고 합니다. 윗옷을 벗고 젖은 담요를 등에 둘러메고 누가 더 빨리 젖은 담요를 말릴 수 있는지 경쟁하는 장면을 제가 보았습니다. 그 순간 저는 화면에 나온 승려들이 무엇을 하려는 것인지 바로 알았습니다. 바로 "오감 조절법, 즉 감각 신경 조절법"을 연습하려는 것이구나 하고 생각했습니다.

젖은 담요를 몸의 체온을 이용하여 정상인들보다 빨리 말리는 모습을 보고 미국 TV 프로그램에서 티베트 승려를 초청해서 직접 실험을 한 적이 있습니다. 이는 감각 신경 조절법 중 부교감 신경이 담당하는 체온을 일정 정도 올리는 방법입니다. 의학적으로 체온을 조절한다는 것은 불가능한 일입니다.

그러나 하버드 대학에서 1982년, 티베트 승려가 마음 조절 방법으로 체온을 올릴 수 있음을 확인하는 논문을 발표하였습니다. 이런 불가사의한 과정의 일이 어떻게 일어날 수 있는지, 어떠한 이유로 체온을 올리는 게 가능한지 상식적으로 이해가 되지 않겠지만, 제 경우와 같이 사우나에서 소름 돋는 방법을 이해하면 '가능할 수 있겠구나.'하고 생각할 겁니다.

여기서 잠깐 저자의 체온 조절법에 대한 경험담을 이야기하려고 합니다. 티베트 승려의 체온 상승법과 기전은 똑같습니다. 이는 체온 조절을 담당하는 부교감 신경의 작용을 이용합니다. 앞에서 말씀드린대로, 부교감 신경은 몸과 정신이 안정된 상태에서 작동하는 신경입니다. 부교감 신경을 활성화하려면 전신의 맥을 풀고 이완을 합니다. 몸의 긴장이 풀어진 상태에서 머리 부분이 북극 찬 바람에 노출되었다고 생각하면서 들숨 때마다 추위를 느끼면 얼굴에 닭살이 돋습니다. 조금 더 발전하면, 상완부에도 소름이 돋게 됩니다.

티베트 승려의 마음 수련으로 체온 올리기 또는 90℃ 넘는 사우나 찜질방 안에서 피부에 소름 돋게 하기는 둘 다 감각 신경을 조절하는 그리 어렵지 않은 방법을 통해 가능한 일이며, 누구나 가지고 있는 능력입니다. 그러나 이런 일들이 가능하려면 그냥 듣거나 옆에서 보고 따라 한다고 되는 것은 아니고 몸과 마음의 수련이 필요하지만, 누구나 할 수 있는 일입니다.

이 부분은 다소 조심스러운 부분이고 조심해야 될 부분입니다만, 다른 사람이 못하는 것을 내가 한다고 해서 누구인가 나에게 특별한 능력을 준 것이 아닙니다. 내가 스스로 가지고 있는, 누구나 할 수 있는 능력일 뿐입니다. 특별한 능력, 즉 남이 못하는 무언가를 한다고 해서 거기에 의미를 부여하면 안 됩니다. 누군가 나에게 무엇인가를 보여 주거나 들려주면서 접근한다면 크게 잘못된 것입니다. 담요 말리기 방법은 추운 날씨에도 감각 신경을 조절하여 몸이 덥다고 생각하면 몸에 열기가 느껴지고 추위를 덜 느낍니다. 추운 겨울 날씨에 문 활짝 열고 "어~시원~하다~!" 하는 것과 "아이고, 추워죽겠네." 하는 것을 비교하면 그 느낌을 바로 느낄 수 있을 겁니다.

치료 사례 및
재미있는 뒷이야기들

치료 사례 및 재미있는 뒷이야기들

❶ 치료 사례

(1) 이전에 없던, 신박한 코골이 치료법(뇌 과학 근거)

코골이는 함께 생활하는 사람들에게도 불편을 초래할 수 있습니다. 심한 경우 수면 무호흡증으로 이어져 본인 건강에 악영향을 미칠 수도 있습니다. 병원 치료가 필요한 경우도 있지만, 간단한 방법을 이용하여 코골이를 자가 치료할 수 있는 방법이 있습니다.

저자의 코골이 치료법을 말씀드리기 전에, 이제까지 알려진 일반적 코골이 치료법에 대해 알아보겠습니다. 이 방법들은 코골이에 다소 도움이 될 수 있으나 원하는 결과를 얻기에 충분한 해결책은 되지 못하는 경우가 대부분입니다. 이러한 경우에 저자가 제시하는 방법을 병용하면 효과를 빨리 볼 수 있고 코골이를 근본적으로 해결할 수 있습니다. 그 방법에 대해 알아보겠습니다. 이 이론은, 뇌 과학과 해부학에 근거한 코골이 치료법입니다. 코골이 치료 외에 뇌를 활성화시켜서 건망증이나 단기 기억 장애를 극복하는 데 도움을 줄 수 있습니다.

일반적인 코골이 치료법

❶ 수면 자세 개선

- **옆으로 누워 자기** : 똑바로 누워 자면 혀와 목젖이 기도를 막아 코골이가 심해질 수 있습니다. 옆으로 누워 자는 습관을 들이면 기도가 확보되어 코골이 완화에 도움이 됩니다.
- **머리 높이 조절** : 베개를 너무 높게 사용하면 턱이 목을 압박하여 기도가 눌릴 수 있습니다. 낮은 베개를 목뼈(경추) 뒤에 놓고 턱을 위로 향하게 하여, 기도와 기관지가 일직선을 유지할 수 있게 하는 것이 좋습니다.

❷ 적정한 체중 유지

- 과체중이나 비만은 목 주변에 지방이 축적되어 기도를 좁게 만들고 코골이를 유발하거나 악화시킬 수 있습니다. 일반적인 체중 관리 운동법과 건강한 식단으로 적정한 체중을 유지하는 것이 중요합니다.

❸ 음주 및 흡연 자제

- **음주 자제** : 자기 전에 술을 마시면 목 근육이 이완되어 코골이가 심해질 수 있습니다.
- **금연** : 흡연은 기도에 염증을 유발하고 점액 분비를 늘려 기도를 통한 공기 순환을 방해합니다. 금연은 코골이뿐만 아니라 전반적인 호흡기 건강에도 매우 중요합니다.

❹ 코 막힘 해결

· **가습기 사용** : 건조한 공기는 코점막을 자극하고 코 막힘을 악화시킬 수 있으므로 적절한 습도를 유지하면 좋습니다.

· **코골이 패치 또는 스프레이 사용** : 코를 넓혀 주는 코골이 패치나 코 막힘을 완화시키는 비강 스프레이를 사용하는 것도 일시적인 도움이 될 수 있습니다. 하지만 장기적인 해결책은 아니므로 저자가 고안한 해결 방법에 집중하는 것이 좋습니다.

❺ 규칙적인 수면 습관

· 충분하고 규칙적인 수면은 신체 회복에 중요하며, 피로가 쌓이면 코골이가 심해질 수 있습니다. 매일 일정한 시간에 잠자리에 들고 일어나는 습관이 도움됩니다.

❻ 침실 환경 관리

· **청결 유지** : 침구류에 쌓이는 먼지나 진드기는 알레르기 반응을 유발하여 코 막힘과 코골이를 악화시킬 수 있으므로 침구류를 정기적으로 세탁하고 침실을 청결하게 유지합니다.

· **실내 공기 정화** : 공기 청정기를 사용하여 실내 공기의 질을 개선하고 알레르기 유발 물질을 줄이는 것도 도움이 될 수 있습니다.

❼ 병원 진료 고려

· 위에 제시된 자가 치료법으로도 코골이가 개선되지 않거나, 수면 중 숨을 멈추는 증상(수면 무호흡)이 의심된다면 반드시 이비

인후과나 수면 클리닉을 방문하여 정확한 진단과 치료를 받는 것이 중요합니다. 수면 다원 검사 등을 통해 코골이의 원인을 파악하고 적절한 치료법을 찾을 수 있습니다.

❽ 저자가 고안한 신박한 코골이 치료법

· **치료의 개념** : 호흡과 관계되는 입과 코, 혀 및 목과 턱 주변의 해부학적 구조를 이해하면 코골이가 좋아지는 효과는 생각보다 빨리 나타납니다. 사람의 몸을 이루는 상체와 하체 대부분의 근육들은 큰 근육들로 이루어집니다. 이와 달리, 얼굴과 목은 소근육들로 이루어지므로 근육의 관계를 이해한 후 호흡과 관련되는 얼굴 근육과 혀, 목 주변 근육 운동을 약 1개월 정도 연습하면 코골이 호전 효과가 나타나기 시작합니다.

· **코골이의 원인** : 공기가 들어가고 나오는 통로에 문제가 있을 때 생깁니다. 원통형의 기관지를 공기가 순조롭게 들고 나야 하는데, 원통형 기관지를 유지하는 근육이 약해지거나 혹은 좁아지고 꺾일 때 그 부분을 지나는 공기 흐름이 순조롭지 못해서 코골이 증상이 나타나게 됩니다. 코골이 증상이란 원통형 기관지를 지나는 공기의 순환이 제대로 이루어지지 않기 때문에 코고는 소리가 나는 원리입니다.

입과 코를 통해 들어오는 공기의 흐름이 제대로 되기 위해서는 파이프처럼 둥글게 생긴 통로가 좁아지거나 꺾이면 안 됩니다. 또한, 공기가 들고 나는 기관지의 모양새를 유지할 수 있도록 기관지 주변의 근육들, 즉 혀 근육, 입 주변 근육, 목을 이루는 근육들이 강해져야 합니다. 앞서 언급한 대로 이들 근육은 소근육으로 이루어지므로, 약해진 근육을 강화시키는 데 그리 많은 시간이 걸리지 않습니다. 즉, 외부의 공기가 몸속으로 들어올 때 지나는 통로와 그 주변 근육을 강화시키면 코골이 증상은 바로 좋이집니다.

코골이 운동법을 할 경우 코골이 증상 호전 이외에 뇌 기능을 호전시키는 부수 효과가 있습니다. 이 운동법은 뇌의 측면 부위(뇌의 기억 장치인 '해마'가 있음)를 활성화시키는 효과가 있으며, 뇌의 감각 및 운동 부위를 자극하여 뇌 기능이 되살아나는 효과가 있습니다(223p. 운동 및 감각 호문쿨루스 그림 참조). 즉, 코골이만 좋아지는 것이 아니라 뇌 발달과 기억 능력이 좋아지게 됩니다.

이는, 감각 및 운동 호문쿨루스 이론으로 의학계에서 증명된 사실입니다.

· 코골이 운동법

① 정면을 바라보고 눈을 크게 부릅뜨고 혀를 턱 밑으로 최대한 뽑아 고정된 상태를 일정 시간(10~15초) 지속한다. 이때, 이마에 주름이 지지 않도록 조심한다.

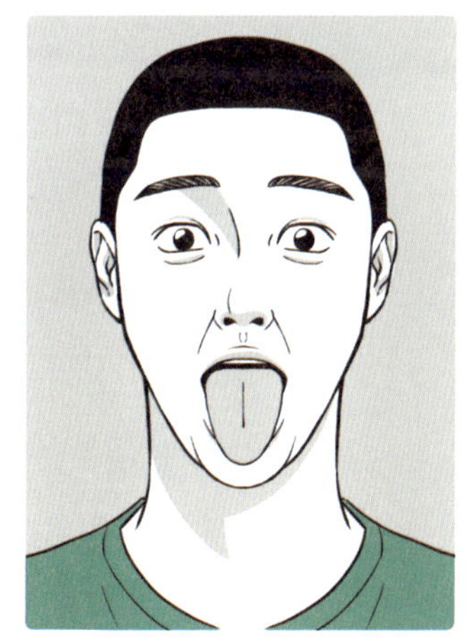

② 좌측 45° 각도로 고개를 돌린 후, 그 상태에서 방법 ①을 실행한다. 일정 시간(10~15초) 지속한다.

③ 우측 45° 각도로 고개를 돌린 후, 그 상태에서 방법 ①을
실행한다. 일정 시간(10~15초) 지속한다.

④ 혀를 위쪽 우측 어금니 앞에 대고 이를 닦듯 칫솔처럼 혀
를 움직여 좌측 위 어금니 쪽으로 이동한다(15~20회 반복
한다).

⑤ 혀를 아래쪽 좌측 어금니 앞에 대고 이를 닦듯 칫솔처럼
움직여 우측 아래 위 어금니 쪽으로 이동한다(15~20회 반
복한다).

⑥ 혀끝을 위로 들어올려서 연구개 쪽(입천장에서 뒤쪽의 연한
부분)에 대고 10~15초간 버틴다.

1개월 정도의 기간 동안 연습한 이후에는, 잠이 들어도 혀의 근
육량이 늘어서 예전처럼 기관지 쪽으로 혀가 꺾이거나 말리는 일이
발생하지 않습니다. ①~⑥번의 운동으로 인해 안구 주변 근육과
턱관절 근육, 혀 근육, 턱을 받쳐 주는 목 근육이 발달하여 잠이
든 이후 아래턱이 밑으로 떨어지거나 입이 벌어지는 것을 방지하여
목뒤가 마르거나 기관지가 건조해지는 증상이 없어집니다. 또한 자
고 난 후 끈적한 가래가 붙어 있는 증상이 사라집니다.

호문쿨루스 그림에서 보듯 손가락 운동이 뇌의 앞쪽 전두부 기
능을 활성화시키므로, 사고력이나 합리성, 계획성 등에 도움을 줍
니다. 얼굴의 운동은 뇌의 측두부 기능을 활성화시키므로 기억력
증강 등에 도움을 줍니다.

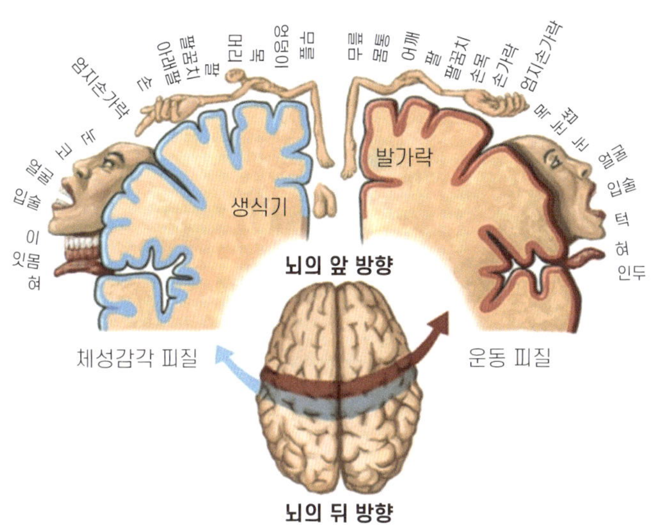

▲ 뇌를 화살표 방향으로 펼쳐 놓은 모습과 위치별 신체 담당 부위

(2) 상인 아주머니의 과민성 방광, 빈뇨 치료 사례

저자가 35여 년간 진료하고 있는 병원 바로 옆에는 아주 오래된 재래시장이 있습니다. 생선 가게, 신발 가게, 과일 가게, 정육점, 국밥집, 이불 가게, 닭집, 금은방 등이 있는 오래된 스타일의 '사람 사는 냄새'가 나는 구수한 느낌의 그런 시장입니다. 자동차 한 대 겨우 지나갈 수 있는 길의 양옆으로 물건들이 늘어서 있고 아주머니들이 자주 들리시는 푸근한 곳입니다.

그 끝자락 점포 옆에 천막을 비닐로 덧씌운, 좌판보다 조금 큰 곳에서 철따라 바뀌는 메뉴를 파시는 70대 초반의 아주머니가 계십니다. 찐 옥수수가 맛있고, 떡볶이도 맛있는 집입니다. 잔병치레가 없으신 비교적 건강하신 분인데 어느 날 병원에 오셔서 난처한 표정으로 말씀하십니다. "제가 5분마다 소변을 보게 되니 불편하기 이를 데 없습니다. 화장실 갈 때마다 남의 집 화장실 가는 것도 눈치가 보이고, 소변 보고 의자에 앉자마자 또 가야 되니 밑도 쓰리고 아파서 장사를 할 수가 없습니다."

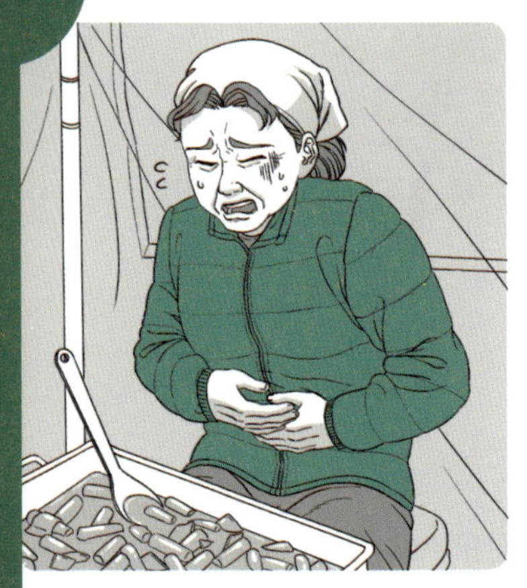

평소 말수가 많지 않으시고 점잖으신 분인데 상당히 곤혹스런 표정으로 고쳐 달라고 하셨습니다. 소변 검사를 한 후 바로 나온 결과를 보니 염증도 없고 수치 역시 정상이었습니다. 직감적으로, 스트레스에 의한 신경성 방광 증상임을 알아차리고 환자분께 말씀드렸습니다. "이 병은 2가지 방법으로 치료를 합니다. 약도 드셔야 되고, 제가 알려 드리는 방법을 시간 나실 때마다 연습하셔야 됩니다." 그러고 나서 약한 신경 안정제와 함께 삼킨 침 뒤따라가기법과 유사한 방법(자율 신경 안정법)을 가르쳐 드렸습니다. 이 방법도 삼킨 침 뒤따라가기법과 같은 효과가 있으며 배우는 데 걸리는 시간은 5분 정도입니다. 이 방법이 왜 치료 효과가 있는지 그 과정을 설명드리면 얘기는 꽤 길어지게 되고 아주머니에게 굳이 그 과정을 말씀드려서 머릿속을 복잡하게 만들 필요가 없겠다고 생각하고 실행 방법만 설명드렸습니다.

그리고 3일 정도 지나서 아주머니는 다시 병원에 오셨습니다. 어떠시냐고 여쭤봤더니, 세상에서 제일 용한 선생님이라고 칭찬하시면서 무슨 약을 처방해 주셨길래 약을 먹고 바로 다음 날부터 증상이 좋아지더니 지금은 괜찮다고, 너무 편하다고 하십니다. 제가 가르쳐 드린 방법(자율 신경 활성법)은 열심히 하셨냐고 여쭤봤더니, 가게 손님이 계속 있는 것도 아니니 의자에 앉으면 틈틈이 계속하셨다고 합니다.

신경성 방광 치료제로 드린 약한 안정제 복용으로 그리 빨리 좋아지지는 않습니다만, '부교감 신경 활성화 방법'이 주효했습니다. 천천히, 규칙적으로 들이쉬고 내쉬는 호흡은 아주머니에게 여러 가지 측면에서 효과가 있었습니다.

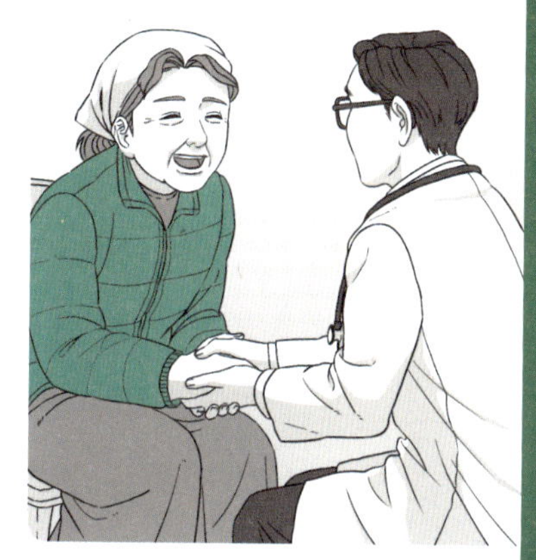

첫째, 뇌에 입력된 자주 소변 보는 습관이 호흡에 집중됨으로써, 뇌의 중요도 순번에서 뒤로 밀려 작동이 안 된 것입니다.

둘째, 여러 가지 스트레스로 뇌의 혼란스러운 퍼즐 같은 생각들이 이미지 트레이닝 효과에 집중하느라, 작동이 멈추며 휴식을 취할 수 있게 된 것입니다.

셋째, 불안정한 상태의 부교감 신경이 호흡과 관점(집중하는 위치)의 변화에 의해 활성화되면서 안정과 평온이 시작된 것입니다.

그 이후 아주머니의 빈뇨와 과민성 방광 증상은 완전히 해소되었고, 5년 이상 세월이 지났지만 재발 없이 편히 잘 지내고 계십니다.

(3) 목사님의 불면증 치료 사례

동네에서 불우한 환경의 아동들을 위한 방과 후 공부방을 개설하여 아이들에게 간식을 챙겨 주고 숙제도 도와주시며, 방황하지 않도록 지켜보고 심리적으로 안정될 수 있도록 최선을 다하시는 훌륭한 목사님이 계십니다.

어느 종교인이나 마찬가지겠으나 목사님 생활은 정신적으로나 육체적으로 상당히 힘든 것 같습니다. 매주 새벽 기도를 위한 설교 준비가 만만치 않을 것이고 수십 년간 설교하실 때마다 다른 주제를 찾는 것 또한 쉽지 않았을 것입니다. 목회자로서 사명이자 권한이고 좋은 일이지만 일반 사람으로서는 스트레스로 작용할 것입니다. 신도들이 찾아와 해결되지 않는 고민거리를 이야기할 때면 목사님도 힘든 상황을 들으시느라 정신을 집중하게 됩니다. 신도들을 위해 신방을 가십니다. 조금 전 지인과 식사를 하셨어도 신도님이 정성스레 차린 음식을 거절할 수 없어 또 드십니다. 교회의 내적인 여러 가지 문제도 있으나 외적으로 해결해야 하는 사무적인 일도 많습니다. 약자들의 권익과 보호를 위해 여기저기 찾아다닐 일도 많으실 겁니다.

보고, 듣고, 말하고, 느끼는 과정에서 힘들고, 어렵거나 고난에 닥친 사람을 접하면 부교감 신경보다 교감 신경의 작용이 더 활발해집니다. 수십 년 지속되면 에너지는 고갈되고 육체적으로 여러 가지 증상이 나타납니다. 정신적 스트레스를 담당하는 신경 줄기도 과도한 일로 인해 부교감 신경의 균형이 깨지면서 다양한 관련 증상이 나타납니다. 두통, 수면 장애, 목에 뭐가 걸린 느낌, 소화 불량, 더부룩한 느낌 등입니다.

배가 고프지 않고 밥 생각도 별로 없으며 아침마다 대변을 여러 번 봅니다. 설교 시간 동안 소변을 보지 못하니 미리 소변을 봐야 한다는 강박감 등 아주 다양한 증상들이 나타납니다. 상태에 따라 일부 또는 전부 나타날 수 있는데, 제가 아는 목사님 한 분은 소화기 관련 증상이 있으셨고, 또 다른 목사님은 수면 장애가 있으셨습니다.

목사님을 잘 치료해 드리기 위해 여러 가지 질문을 했습니다. 수면 장애의 원인은 본인의 빈틈없이 깔끔한 성격 때문일 수 있으며, 해결되지 않는 지속적인 스트레스가 외부적 요인이 될 수 있을 것으로 판단했습니다.

스트레스 문제는 약으로 해결하기 어렵습니다. 똑같은 문제점을 가지고 있어도 사람마다 느끼는 정도의 차이가 있고, 약이 잠재의식까지 바꾸지 못하기 때문입니다. 그러나 이러한 증상을 근본적으로 해결하는 방법이 있습니다. 본인의 의지와 관계없이 잠재의식을 바꾸어 주면 바로 치료 효과가 나타납니다. 한번 나타난 효과는 오랫동안 유지됩니다.

목사님의 오래된 불면증을 해결해 드린 방법은 정신적 안정과 평온을 담당하는 부교감 신경을 활성화하는 방법(삼킨 침 뒤따라가기법)이었습니다. 처음 시도하자마자 바로 효과를 보았습니다. 삼킨 침 뒤따라가기법을 시작하고 불과 1분 만에 잠이 드셨습니다. 이 영상은 핸드폰 동영상으로 저장해 놓았습니다.

평소, 잠을 자려고 마음먹으면 여러 가지 생각이 꼬리에 꼬리를 물고 떠올라 연결되어 정신이 더욱 또렷해지면서 잠을 잘 수가 없었다고 합니다. 불면증을 치료하는 유사한 방법은 하버드 의과대학에서 언론 매체를 통해 발표한 적이 있습니다. 숫자를 세면서 들숨을 들이쉬고, 날숨도 마찬가지로 정해진 숫자를 세면서 호흡을 조절하는 방법입니다. 물론 제시하는 방법은 발표 기관마다 다릅니다만 근본적인 이론은 같은 내용입니다.

이 방법도 제 방법과 근본 개념이 같습니다. 즉, 호흡을 규칙적으로 깊게 쉬게 해서 부교감 신경을 활성화하는 방법이며 불면증 치료에 도움이 됩니다.

어떠한 방법을 이용하든지 간에, 그 방법이 효과가 있으려면 정신 집중이 잘 되어야 합니다. 정신 집중 여부는 그분의 눈을 보면 알 수 있습니다. 눈꺼풀이 가늘게 떨리거나 감은 눈꺼풀 속 눈동자가 이리저리 움직이면 아직 집중이 안 되었다는 증거입니다. 스쳐 지나가는 순간적인 불안 심리가 있을지라도 누구나 바로 눈에 나타납니다.

흔히들 '동공 지진을 일으킨다.'는 표현을 씁니다. 그러나 정신적으로 안정이 되면 눈동자는 가만히 있습니다. 소위 '동공 지진'이 일어나는 이유는 3차 뇌 신경이 관여하기 때문입니다. 눈동자를 움직이는 3차 뇌 신경은 안정의 여부에 따라 영향을 받습니다. 정신 집중이 되면 얼굴 근육이 잠자는 얼굴처럼 긴장 없이 이완됩니다. 눈꺼풀 주위 근육의 떨림이 없어집니다. 부교감 신경의 안면 신경 조절에 따라서, 얼굴 근육의 이완이 이루어지기 때문입니다.

정신 집중이 되었는지 안 되었는지의 상태는 상대방도 판단할 수 있지만 본인 스스로도 알 수 있기 때문에 본인 스스로 삼킨 침 뒤 따라가기법을 시작하면서 확인해 볼 수 있습니다. 눈을 감은 상태에서 천천히 일정하게 숨을 쉬면서 본인의 눈동자 움직임과 얼굴 근육의 상태를 느껴 보면 바로 알 수 있습니다.

불면증에 오래 시달려 잠을 못 주무신 목사님께서는 삼킨 침 뒤따라가기법 실행 1분 만에 잠이 드십니다. 2분간 수면 후 깨어나시면서 "내가 잤나요?"라고 물어보셨습니다. 짧은 시간이지만 자고 나면 개운한 느낌을 갖게 됩니다.

낮잠의 수면 시간은 1시간을 넘기지 않되, 가능하다면 30분보다 짧으면 좋습니다. 10~15분 정도의 낮잠이 부담도 없고 투자 시간 대비 몸의 상쾌함을 느끼는 면에서 가장 좋습니다.

목사님께 삼킨 침 뒤따라가기법을 알려드린 지 한 달 정도 지난 후, 불면증이 어떤 상태인지 여쭤봤습니다.

"잘 때 삼킨 침 뒤따라가기법을 하니까 얼마 동안은 누운 지 20~30분 안에 잠이 들더니 날짜가 조금 지나니까, 삼킨 침 뒤따라가기법을 생각하자마자 잠이 들어서 언제 잠이 들었는지 기억이 안 난다."고 이야기하십니다. 현재는 삼킨 침 뒤따라가기법을 안 해도 잠을 잘 주무신다고 합니다. 한 달쯤 지난 후 다시 목사님께 여쭤 보았습니다.

"요즘도 잠을 잘 주무시나요?"

"요즘엔 잠은 잘 드는데, 중간에 깨면 잡념이 꼬리를 물고 이어져서 다시 잠들기가 쉽지 않다."고 하십니다.

불면증에는 다양한 형태가 있습니다. 누워서 잠을 청해도 잠이 쉽게 들지 않고 나중에는 베개가 뜨거워지기도 하고, 베개를 이리 저리 뒤집어 놓고 뒤척이게 되는 분도 계십니다. 어떤 경우에는 중간중간 자꾸 잠이 깨서, 아침에 일어나도 개운한 맛이 없고 더 피곤함을 느끼는 불면증도 있습니다. 또 다른 경우는 2~3시간 정도 자고 나면 눈이 저절로 번쩍 떠지고 그 이후에는 아예 잠을 못 자는 경우가 있습니다. 목사님은 3번째 타입의 불면증입니다.

모든 경우의 불면증에 효과가 있는 방법이 바로 삼킨 침 뒤따라가기법입니다.

<중간에 자주 깨는 타입>

2~3시간 수면 후 정신이 말똥말똥해지는 불면증의 경우는 일단 자리에서 일어나 장소를 바꾸어 다른 방에서 TV를 보거나 책을 읽는 등 본인이 즐겨 하는 일을 1시간 정도 합니다. 그 이유는 뇌가 반응하는 환경 조건을 바꾸기 위함입니다. 그 이후, 원래의 잠자리에 누워서 들숨 날숨에 따라 기를 내리는 삼킨 침 뒤따라가기법을 시행하면 됩니다.

삼킨 침 뒤따라가기법이나 삼선 방송공 제1선 전면부 집중법에 익숙해지고 몸이 적응하게 되면, 자리에 누워 잠드는 시간이 채 1분이 넘지 않습니다.

저 같은 경우는 숨을 3번 쉬기 전에 잠이 듭니다. 저자의 아들들이 어릴 때 이야기하길, 아빠가 자리에 눕자마자 너무 빨리 잠이 들어서 장난을 치는 줄 알았다고 합니다. 지금도 자리 잡고 누우면 잠이 드는 데 채 1분이 걸리지 않습니다. 도중에 소변 보러 일어났다가 누워도 1분 내 잠들기 때문에 아침에 일어나도 개운합니다. 누구나 이렇게 편히 잠잘 수 있습니다.

(4) 세탁소 사장님의 과민성 대장염 치료 사례

50대 중반 세탁소 사장님이 자주 반복되는 복통과 잦은 설사로 하루가 멀다 하고 병원을 찾아오셨습니다. 진찰 결과 과민성 대장염 증상인데, 5개월이 지나도 약을 떼지 못합니다. 원인 치료가 근본적으로 되는 것도 아니고 본인도 생활에 불편을 느낄 정도였습니다. 환자에게 의사 입장에서 근거도 없는 치료법을 가르쳐 줄 수도 없는 상황이었으나, 환자

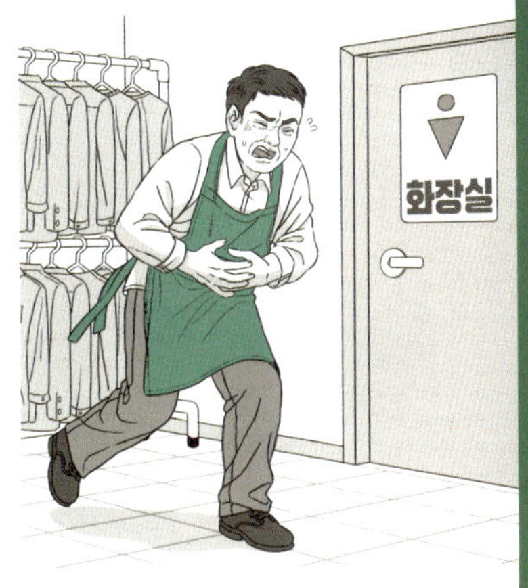

에게 도움이 될 것으로 생각하고 말씀을 드렸습니다. "환자분, 약으로 치료하는 건 아니고 부교감 신경 작용을 강화시키는 보조적인 방법이 있는데 한번 해 보시겠습니까? 해로운 것은 없습니다." 환자분은, "낫기만 하면 안 해 볼 이유가 없지요."하고 대답하셨습니다.

"숨을 들이쉬면서 그 끝을 천천히 쫓아가 보세요. 숨이 배에 도달했을 때, 숨을 멈추고 더운 불길이 장을 편안하게 해 준다고 생각해 보세요. 숨을 천천히 내쉬면서 불편한 건 발바닥을 통해 밖으로 나간다고 생각해 보세요."

적어도 한 달은 지나야 어떤 변화가 있었는지 이야기를 들을 수 있을 거라고 생각했는데, 그 환자는 다음 날 아침 저를 찾아왔습니다. 몇 년 동안 고생했던 과민성 대장염 증상이 단 하루 만에 좋아지는 걸 느꼈다고 합니다. 그분은 매우 신기해하며 가르쳐 드린 방법을 계속했고 증상은 좋아졌다고 합니다. 치료가 된 이유는 간단하고도 명확합니다. 자기가 신뢰하는 사람의 말을 의심하지 않

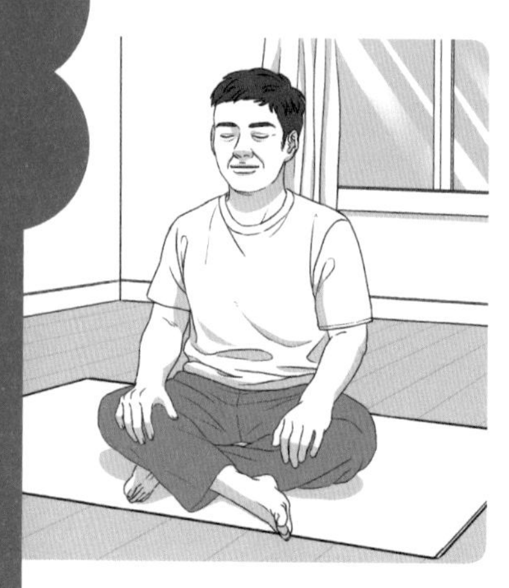

고 그대로 받아들였기 때문입니다. 치료가 과연 될까, 의심하는 마음이 조금이라도 있었다면 한 달이 아니라 평생을 가도 치료 효과는 기대하기 힘들었을 것입니다. 그러나 그 환자는 의심하는 마음을 버리고 그대로 따라함으로써, 부교감 신경 역할을 담당하는 미주 신경이 안정되고 소화 기관은 정상을 되찾게 된 것입니다.

치료가 된 또 하나의 이유는 그 환자가 과민성 대장염에 대한 고정 관념이 없었기 때문입니다. 고정 관념이 머릿속에 자리를 잡으면 그것이 없어질 때까지 치료는 지연됩니다. 고정 관념을 가진 환자는 일단 자기의 증상에 대한 치료 가능성을 저울질해 보고 판단을 하기 때문입니다. 나름대로, 어떤 증상은 치료가 되겠지만 일부 증상은 치료가 쉽지 않을 것이란 생각을 부지불식간에 가지고 있는 것이 치료를 방해하는 인자가 될 수 있습니다. 본인에게 나타나는 여러 가지 증상을 따로따로 생각하지 않고 '질병'이라는 하나의 덩어리를 없앤다고 생각하면 치료 효과가 높아집니다. 세탁소 사장님의 경우에 자세한 병의 원인과 과정, 결과를 생각하지 않고 의사가 가르쳐 준 방법을 하면 분명히 나을 것이라는 믿음과 자신의 의지가 맞아떨어져 확실한 효과를 본 것입니다. 이 과정을 의학적으로 설명하면, 환자의 심리적 불안감이나 해결되지 않는 스트레스는 교감 신경을 자극하며 상대적으로 부교감 신경 기능이 약해집니다(교감 신경과 부교감 신경의 역할은 앞부분에 설명이 있음). 의사로부터 설명을 들은 환자는 의사에 대한 신뢰가 생기고 믿음을 갖게 됩니다.

이 과정에서 환자의 안정을 담당하는 부교감 신경을 깨웁니다. 몸속 장운동을 담당하는 부교감 신경이 안정되면 장의 운동 규칙(1분당 위 운동 : 3회, 대장 운동 : 5회, 소장 운동 : 10회)에 따라서 장 운동이 안정됩니다. 교감 신경과 부교감 신경은 50:50의 힘으로 분배되어 있으나, 스트레스 상황에 따라 비율이 바뀌게 됩니다. 교감 신경이 과다하게 자극을 받으면, 부교감 신경의 힘이 약해져서 과민성 대장염이나 신경성 위염을 유발합니다. 이 상관관계를 이해하는 것만으로도 환자의 증상은 상당한 호전을 보입니다. 이런 경우 암시 요법을 통한 치료 효과라고 이름 붙이는 것은 무의미합니다. 중요한 것은 본인 스스로 과민성 대장염을 일정 부분 좋아지게 할 수 있다는 사실이며, 이는 부교감 신경의 활성화 방법을 통해 이루어집니다.

(5) 88세 할아버지의 변비 이야기

요즘, 할아버지 소리를 들으려면 80세는 넘어야 합니다. 섣부른 할아버지 소리에 역정을 내시는 노인분들이 많기 때문입니다.

병원에 아침 일찍 거의 매일 들르시는 할아버지가 계셨습니다. 키는 155cm 작은 키에 머리는 몸에 비해 다소 큰, 아주 단단해 보이는 체격의 할아버지입니다. 바지는 항상 등산 양말 안으로 집어넣고 등산화를 신고 다니십니다. 어떻게나 걸음이 빠른지, 뚝딱하면 벌써 저만큼 가 있다고 느낄 정도입니다. 대개 연세가 들면 대근육, 즉 큰 근육이 빠집니다. 특히 하체 근육들, 즉 엉덩이, 허벅지 근육과 다리 근육입니다. 하체 근육이 발달한 사람은 신경 섬유와 근섬유가 만나는 부위에서 아세틸콜린이 많이 분비되기 때문에 기억력이나 소화력, 근력이 좋은 게 일반적입니다. 그러나 예외적인 사례도 있어서 이번 환자의 경우를 적습니다.

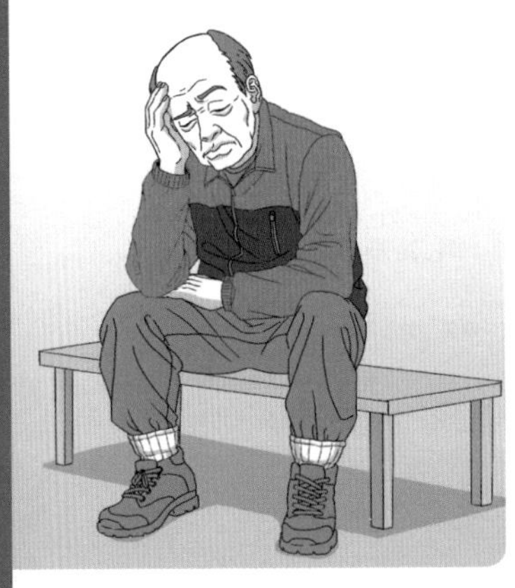

이 노인 환자는 항상 대변불통이 문제라고 생각하며 그 문제 해결을 위해 고민하면서 하루의 대부분을 보냅니다. 젊을 때와 달리, 먹는 건 정상인데 먹은 만큼 배출이 되지 않는다고 생각하니 이러다 언젠가 큰 문제가 생길 것이라는 불안한 마음을 벗어나지 못합니다. 장이 막히면 하수구가 막혀 물이 역류하듯, 온 뱃속에 문제가 생기지 않나 하는 꼬리에 꼬리를 무는 생각으로 불안한 나날을 보내셨습니다. 병원 여는 시간에 맞춰 거의 매일 찾아오십니다. 대변 보셨냐고 물으면 시치미 떼고, 한 번도 못 봤다고 하시면서 어떻게든 해결해 달라고 하십니다. 살살 구슬려 물어보면 매일 보기는 보는데 조금씩밖에 안 나와서 시원하지 않다고 하십니다.

문제는 환자의 생각이 생활의 대부분 시간을 빼앗고 있다는 점입니다. 대변을 못 보니까 먹는 것도 마음대로 못 먹고 반찬 투정을 하고 심리적 불안감으로 인해 대장 운동을 조절해 주는 부교감 신경 계통이 안정되지 못합니다. 신경 전달 물질 분비에 문제가 생기고 장-뇌-축을 통해 전달된 정보로 도미노처럼 정신과 육체가 쇠약해지게 됩니다. 이런 상태에서 환자들은 변비 치료를 위해 임의로 변비 완화제를 복용하고 변을 보게 됩니다. 모든 변비약은 습관성이 있습니다. 변비약을 상용하면 나중에는 변비약 없이 변을 보기 힘들어집니다.

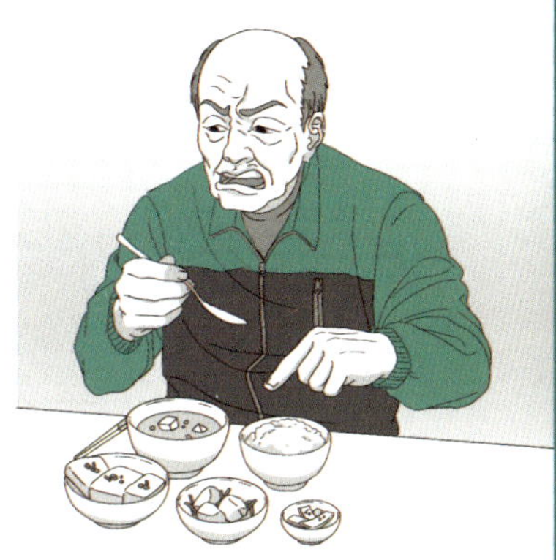

1분에 5번씩 자동 작동되는 대장 운동에 문제가 생기면 뇌에 영향을 주어 불안 심리가 발생하며 전쟁에 대비하는 교감 신경계가 작동하고 평화를 담당하는 부교감 신경계가 제대로 작동하지 못합니다. 평화 담당 신경 전달 물질 분비가 감소하여 내장 운동 전체가 영향을 받으며, 뇌의 기억 장치를 담당하는 아세틸콜린 분비가 감소하여 뇌 기능 저하를 가속시킵니다.

단기간 발생하는 문제는 '몸의 균형을 유지하는 기능'에 의해 문제가 되지 않으나, '기울어진 시소 상태'로 오래 지속되면 약해진 부분을 통해 문제가 발생합니다. 이를 근본적으로 해결하는 방법이 계속 강조하고 있는 바로 삼킨 침 뒤따라가기법, 즉 '부교감 신경 경로를 따라가면서 내 생각의 위치를 좇아가는 방법'입니다. 이 방법은 뇌 기능 중 기본 모드 네트워크, 즉 DMN(Default Mode Network) 시스템을 활성화하여 정신과 육체를 동시에 안정시키는 효과적인 방법입니다.

(6) 신경성 위염 치료 사례

내원하는 환자 중 증상별로 많이 차지하는 분야를 꼽자면, 고혈압, 당뇨병 등 만성 질환 환자와 감기 등 호흡기 질환 급성 환자를 제외하면 소화기 내과에 속하는, 위와 장 관련 환자들일 것입니다. 특히 만성 스트레스에 많이 노출되는 가정주부가 대부분을 차지하는 위장 증상 관련 환자들입니다. 주요 증상은, 속이 더부룩하고 소화가 안 되며 가스가 차고 배가 고프지도 않으며 조금만 먹으면 윗배가 더부룩해서 불편하다고 호소합니다. 가끔은 속이 메슥거리고 목에 뭐가 걸린 듯 불편하다고 호소합니다. 물론 위 검사 결과는 특별한 소견은 없이 정상인 경우가 대부분입니다. 이런 환자의 대부분을 차지하는 원인은 스트레스입니다. 스트레스가 원인이라는 말은 요즘 너무 흔해서 자칫 정상이라는 말과 비슷하게 들리거나 이상이 없다는 이야기로 들릴 수도 있습니다. 요즘 세상에 스트레스 안 받고 사는 사람이 거의 없으니, '스트레스가 원인'이라는 말이 정상 정도 수준이라고 생각하는 것 같습니다.

위에 말씀드린 소화기 관련 증상의 원인은 스트레스에 의해 10차 뇌 신경의 작용이 원활하지 못해서 생기는 현상입니다. 즉, 10차 뇌 신경은 기능상으로 볼 때 부교감 신경 역할을 합니다. 앞 장에서 이야기한 대로 부교감 신경이 다니는 길은, 목 부위부터 시작해서 뱃속으로 들어가 심장, 폐, 위 등 내장 기관을 거쳐서 비뇨 기관에 도달합니다. 안정 상태에서는 부교감 신경이 활동을 하고, 스트레스를 받으면 교감 신경이 활동을 시작합니다. 스트레스에 의해 부교감 신경의 기능이 약해지면 부교감 신경의 영역에 속하는 목, 식도, 위, 대장의 기능이 약해집니다. 목에 뭐가 걸린 것 같고, 복부 팽만감, 소화 불량, 트림, 잦은 설사나 변비 증상이 나타납니다. 스트레스가 지속되면 위산 분비도 늘어나 위산 과다, 위산 역류에 의한 식도염 등도 나타납니다. 물론 이러한 증상은 치료를 받음으로써 호전되기는 하나 자주 재발하는 경향이 있습니다. 그런데 이러한 증상이 나타나는 원인, 즉 '스트레스에 의한 부교감 신경 기능 저하가 원인'이라는 사실을 의사에게 듣는 것만으로도, 소화기 증상의 많은 경우에서는 상당 부분 증상이 좋아집니다. 물론, 이런 내용은 위장 검사 후의 상태임을 전제로 합니다.

스트레스에 의한 부교감 신경 기능 이상으로 나타날 수 있는 증상은 순환기 이상이나 발기 부전 등 몸속 내부 장기의 기능 저하로 이어지는 경우가 많습니다.

❷ 재미있는 뒷이야기들

(1) 중국 기공과 저자의 인연

이 책을 마무리하는 시점에서, 정신과 육체는 서로 어떻게 반응하고 어느 정도까지 영향을 줄 수 있는지 그리고 현대 의학과 한의학, 인도 명상과 중국 기공은 서로 어떤 관계에 있는지를 설명하겠습니다.

30년이 훨씬 더 지난 시절, 저자가 중국을 드나들며 중국 기공 중 장밀공을 배울 때 들었던 6글자에 관한 이야기를 먼저 하겠습니다. 앞부분에서도 인용한 적이 있는, '意到 力到 血到 - 생각이 가는 곳에 힘이 가고, 힘이 가는 곳에 피가 간다.'는 말을 시작으로 그동안의 이야기를 하려고 합니다. 우리가 봤던 무협지나 영화의 줄거리의 기본이 되는 의미가 6글자 속에 들어 있고, 구름 잡는 무협 소설 속 이야기 같지만 그 내용에는 과학적이면서 의학적인 면도

들어 있습니다.

몸에서 느낀 정보가 감각 신경에 의해 뇌로 전달되면, 뇌에서 결정된 사항은 뇌와 척수를 거쳐 출구인 운동 신경을 통해서 뇌의 결정 사항이 실행됩니다. 이 과정에서 근육으로 가는 혈액이 평소보다 더 많게 되고, 혈액 속 산소와 영양분이 더 공급되면서 주위 근육은 그 에너지를 이용할 수 있습니다. 이런 '일련의 과정'은 수많은 결과물을 만들어 냅니다.

저자가 1990년대 초, 기공을 배우러 중국을 여러 번 드나들던 시기에 중국 상해에서 만났던 여러 무림의 대가들에 관한 이야기입니다. 요가와 중국 무술을 하시던 89세의 중국 상해에 사시는 노인에 관한 이야기를 먼저 말씀드리겠습니다.

제가 그분을 찾아뵈었을 때만 해도 중국은 개혁 개방 초기 시절이라 주택가에 중국의 전통적인 구조의 집들이 많이 보존되어 있었던 시기입니다. 중국의 현대 의학 정신과 전문의면서 중국의 체육 관련 전통 기공 치료법을 담당하고 계시며 나이가 지긋하신 의사 선생님을 소개받았습니다. 그 의사께 연륜이 있고 무림계에서 자타가 공인하는 중국 기공과 요가에 권위가 있는 분을 소개받게 되었습니다. 연세가 많으신 분이라 단것을 좋아하실 것 같아 사탕 종류의 조그만 선물을 들고 찾아뵈니, 부부가 반갑게 맞아 주셨습니다. 당시 88세로 연세가 많으셔서, 저자가 보고 싶은 실제 무술 연기를 보지는 못했으나, 사진을 보여 주시며 설명으로 대신하셨습니다.

할아버지의 수련법은 인도에서 시작된 요가의 일종으로, 중국으로 들어와 전문가들에 의해 전파되었다고 설명하시면서 할아버지의 법통에 대해서도 말씀해 주셨습니다.

중국에서 이분을 만나고 난 이후, 이와 같은 방식의 수련 방법에 대해 간간이 여기저기서 듣게 되었습니다.

무슨 이유에서 저렇게 무리한 방법을 수련하는 것일까? 특히, 금욕을 우선시하는 정신 수련자들이나 종교 관련 종사자로 추정되는 사람들이 이 수련법을 택할 때는, 단지 정력 증강을 목적으로 하지 않을 것이라는 생각을 하게 되었습니다.

한두 해 수련해서 되는 것도 아니고 굉장히 긴 세월을 각고의 노력으로 수련해야만 가능할 것인데 이 수련법이 과연 그럴 만한 가치가 있는 것일까? 의학적으로 가치가 있다는 사실을 먼저 설명한다면 설득력이 있겠지만, 그렇지 않다면 무모한 시도일 수 있고 자칫 위험할 수 있다고 생각했으나 분명히 그럴 만한 이유와 가치가 있기 때문에 수련을 할 것이란 결론을 내리게 되었습니다. 된다는 보장도 없는 일을 기약도 없이 상당한 시간과 노력을 들여 힘들게 연습할 사람은 없기 때문입니다. 이런 어려운 일을 수련하는 상태에서 정상적인 사회 활동은 불가능할 것이며, 오로지 절대적 신념을 갖고 시간을 투자해야 목적을 달성할 수 있을 것이라는 생각도 동시에 생겼습니다. 지금 생각건대, 이 수련법은 자율 신경계를 이용한 부교감 신경 훈련법이며 몸속 내장 기관의 기능을 강화하고 정신을 모아 정진함을 목적으로 삼았을 것이라는 생각을 해봅니다.

중국에서 돌아와 역기를 들어올리는 '수련법'에 대한 사실을 아주 오랜 세월 동안 잊고 지내던 차에, 중국 기공을 인연으로 알게 된 지인 분께서 연락을 주셨습니다. 이러저러한 무술 수련을 하던 중, 비뇨기를 이용하여 역기를 들어올리는 수련법을 연습하고 있는데 25kg 무게에서 한계에 부딪혀 그 이상 무게를 올릴 수 없다, 혹시 이 방법에 대해 아실는지 모르겠으나 어떻게 하면 되겠는가 하고 저자한테 물어보셨습니다. 저자가 그 방법을 시행해 본 적은 없었으나 그동안의 기공 수련 경험을 바탕으로, 다양한 호흡법 중 그 방법에 맞을 만한 호흡법을 말씀드렸더니 다행히 맞아떨어져서 계속 무게를 올릴 수 있게 되었습니다. 물론 의학적 관점에서 볼 때, 부작용 위험을 없애기 위한 주의점도 말씀드렸습니다. 연습을 거듭한 결과 당시 60대 중반 연세에 62kg 무게까지 들어올리게 되셨습니다.

그분은 의료 관련 분야에 종사하십니다. 현재 80세 중반을 향한 연세지만, 지금도 왕성한 연구 활동과 운동을 하고 계십니다. 저자와 수십 년 전 기공을 인연으로 만나 지금도 자주 전화와 메시지를 주고받으며 소식을 공유하는, 각종 악기를 다룰 줄 아는 멋진 분입니다.

이제 다시 본론으로 돌아가겠습니다. 이런 수련을 왜 하는 것인지, 무엇을 근거로 어디를 좋아지게 하려고 힘든 수련 과정을 참아내는 것인지 저자가 아는 지식, 즉 의학, 기공, 명상, 최면 등의 방법을 동원해 고민해 봤더니, 이 수련법에서 사라진 '중간 과정'을 찾게 되었고 그 이유 또한 알게 되었습니다.

이 수련법은 여러 가지 의미를 갖습니다. 의학적인 관점에서 온몸의 감각 신경과 운동 신경을 담당하는 말초 신경의 기능을 좋게 하는 방법이 중점 수련 과정으로 포함되어 있습니다.

이 과정을 복잡한 의학 관련 내용으로 설명하는 것보다 앞부분에서 말씀드린 '생각이 가는 곳에 힘이 가고, 힘이 가는 곳에 피가 간다.'로 설명하는 것이 훨씬 이해하기 쉬우며 이 설명이 충분히 받아들여지면 의학적인 설명도 같은 맥락이므로 바로 이해가 됩니다.

이 훈련법은 모든 생각을 한곳에 집중하지 않으면 절대 불가능합니다. 왜냐하면 생각을 집중해야만 힘이 그곳으로 집중되어 능력을 발휘할 수 있기 때문입니다. 집중된 생각으로 힘을 모아야 무거운 것을 들어올릴 수 있고 다치지 않습니다. 힘이 생기려면, 힘 쓰는 근육의 혈관 기능이 왕성해져야 합니다. 집중하는 곳으로 가는 혈액량이 증가해야 하며, 혈액 내 산소와 영양분이 충분히 공급되어야 합니다. 그러나 힘을 쓰려고 몰린 혈액으로 인해 다른 곳의 혈액 순환 부족 시간이 오래 지속되면 건강에 해롭습니다. 균형이 중요합니다.

그러면 왜 이런 힘든 수련을 하며, 그 목적은 무엇일까 궁금해집니다. 요기(Yogi : 요가 수행자)는 비뇨 기관의 혈액 순환을 증가시킬 목적으로 이 방법을 개발한 것으로 생각됩니다. 비뇨기 계통에 원활한 혈액 공급을 통해서 산소와 영양분을 많이 공급하면 주변 신경 섬유의 기능을 좋게 하고, 그 신경 섬유에서 나오는 신경 전달 물질을 통해서 몸속 장기와 뇌 기능까지 좋아지게 된다는 의학적인 사실을 알고 있던 것으로 보입니다.

다만, 의학적으로 볼 때 무거운 물체를 급소로 들어올리는 수련 과정이 너무 위험하고 과정을 습득하는 기간이 오래 걸리며, 여건상 생업에 영향을 줄 수도 있습니다. 이 방법 말고도, 더 쉽고 안전한 방법이 있기 때문에 위험을 안고 수련하기에는 여러 가지 고려해 볼 문제가 있다고 생각합니다.

공격과 방어를 위해, 힘을 한곳에 모아 사용하는 수련법보다 인도에서는 중국보다 훨씬 더 오래된 역사를 가진 명상 방법을 통해서 건강을 도모하는 방법을 연구하고 기록에 남겼으며 현재까지 그 내용은 잘 전해지고 있습니다. 아래의 글은 인도 명상의 대가 박지명[1] 원장의 글이며, 관련 사실에 대해 인도 명상법 이론을 기초로 하여 핵심을 짚어 설명하고 있습니다. 박지명 원장은 인도 요가 관련 책자를 많이 번역 출판하고 있는데, 어렵다고 알려진 인도 산스크리트어 원문을 직접 한글로 직역해 출판함으로써 한국 독자들이 요가 원전을 한글로 접할 기회를 주었습니다. 일반적으로 우리가 접하는 인도에서 전해진 수많은 요가, 명상, 불교 관련 서적들은 중국을 거치면서 일단 한자로 번역되며, 이것을 다시 한글로 재번역하다 보니 문맥상 오류가 많고 번역자의 수준에 따라 뜻의 깊이가 달라지는 단점이 있습니다.

---

1) **박지명** : 산스크리트 문화 원장(부설 히말라야 명상 센터 원장)
저서:『요가 수트라』,『우파니샤드』,『바가바드 기타』,『베다』,『반야심경』,
『불교 범어 진언집』,『범어 능엄주진언』,『범어 관세음보살 42수 진언』,
『인도 호흡 명상』,『하타요가』,『하타요가 프라디픽카』 외 다수
산스크리트 원문을 한글로 직역한 서적 다수

(2) 인도 명상 전문가와 맺어진 30년 인연

박지명 원장은 50년 가까운 세월을 인도 명상에 바친 전문가입니다. 저자와 알게 된 지 30년 세월이 지나는 동안 서로의 영역이 다름에도 저자와의 인연은 계속 이어져서, 공동 저서들도 두 번 출판하게 되었습니다. 박지명 원장의 글을 통해서 인체의 개발을 위해 다양한 방법 중 하나인 자율 신경계에 대해 고대 인도에서는 어떻게 인식하고 이용해 왔는지 알아보겠습니다.

<인도 명상 관점에서 본 에너지 영역, '쿤달리니'에 대하여>

인도의 전통적인 명상 수행에서 '쿤달리니'라는 용어가 있습니다. 이것은 인도의 수행자나 철학에서 실천적인 방식을 가지고 있습니다. 이것은 몸 안에 마치 에너지가 뱀처럼 감겨 있다가 뱀이 각성되어 깨어나면서 인간의 몸을 타고 위로 상승한다는 뜻입니다. 척추를 타고 에너지 중심 부위인 7개 중심 부위의 정거장을 지나면서 척추의 기저 부위인 항문 밑에서부터 시작하여 성기, 배꼽, 가슴, 목, 미간, 머리 꼭대기 중심 부위까지 마치 회전하면서 올라갑니다. 이 중심 부위를 차크라(Chakra)라고 하며 에너지가 일어나는 근원이라고 합니다. 이 에너지의 흐름이 정신적인 신경계와 연결되며 몸과 마음이 서로 상승효과를 주는 계기를 만들어 줍니다.

쿤달리니의 중심 사상인 탄트라(Tantra)는 확장하고 펼쳐 나간다는 뜻인데 육체의 에너지와 상승을 통해 정신적인 자유를 얻는 것을 의미합니다.

쿤달리니의 에너지를 깨우는 방법은 요가의 여러 방법인 육체적인 자세나 동작인 아사나(Asana)와 호흡법인 프라나야마(Pranayama)와 만트라(Mantra) 소리를 생각하고, 형상을 생각하는 얀트라(Yantra), 종합적이며 체계적인 탄트라(Tantra) 수련과 명상을 하는 것입니다.

이 쿤달리니와 탄트라는 요가 수행과 다양한 종교인 힌두교(Hinduism), 불교(Buddhism), 자이나교(Jainism), 티벳 본교(Bon), 중국의 도교(Taoism), 일본의 신토(Shinto)에도 영향을 주었습니다.

쿤달리니의 상승 과정은, 우주의 생명력인 프라나(Prana)는 에너지의 선 또는 흐름인 나디(Nadi)를 통해 흐르며 에너지 중심 부위인 차크라를 통해 상승하고 확장해 나갑니다. '성 에너지'가 시작되는 항문 부위인 물라다라 차크라(Muladara Chakra)와 성기 부위인 스바디스타나 차크라(Svadhishthana Chakra)에서 중심 통로인 수슘나(Sushumna)를 통하여 상승하여서 배꼽 부위인 마니푸라 차크라(Manipura Chakra), 가슴 부위인 아나하타 차크라(Anahata Chakra), 미간 부위인 야즈나 차크라(Yajna Chakra)를 넘어서 머리 꼭대기의 정신적인 부위인 사하스라라 차크라(Sahasrara Chakra)까지 올라가는 것이라고 고전적인 요가 경전에 알려져 있습니다.

에너지 영역인 쿤달리니는 몸의 하부에서부터 시작하여 상부에까지 마치 뱀이 깨어나서 육체적인 것과 정신적인 것 둘 다를 포함하여 효과와 영향을 주는 것입니다. 다만 이러한 에너지의 상승 방법은 수행자들 사이에 비전(祕傳)되어 전달되어 왔습니다.

차크라는 요가 쿤달리니 우파니샤드(Yoga Kundalini Upanishad)

에서 처음 언급되었습니다. 기원전 1400년에서 1000년 사이에 쓰인 것으로 알려진 크리슈나 야주르베다(Krishna Yajur-Veda)에 언급되어 있습니다. 그 후 기원전 800년과 기원후 200년에도 요가타트바 우파니샤드(Yogatattva Upanishad)와 요가 시카 우파니샤드(Yoga Shika Upanishad) 및 여러 우파니샤드와 탄트라 경전에 언급되어 있습니다.

인도 명상, 차크라 이야기에 이어서 인도의 반남반녀 상(반쪽은 남성, 나머지 반쪽은 여성)인 인도 신에 대한 박지명 원장의 글입니다. 이 글의 내용을 읽고, 의학적 관점에서 어떤 해석이 가능한지 알아보았습니다.

<아르다나리시바라(Ardhanarishvara)-반남반녀>

아르다나리시바라(Ardhanarishvara)는 '아르다(Ardha)', '나리(Nari)', '이스바라(Ishvara)'라는 세 단어의 합성어로 아르다는 '반쪽'을 말하며 나리는 '여자'를 말하고, 이스바라는 '통치자' 또는 '군주'를 뜻하며, 이 세 단어를 합치면 반쪽이 여자인, 통치자 또는 군주를 의미합니다. 인도의 신 시바와 그의 배우자 파르바티가 결합된 형태입니다. 아르다나리시바라는 반은 남성, 반은 여성으로 묘사되며 가운데가 똑같이 반으로 나뉘어 있습니다.

아르다나리시바라는 창조적인 힘을 상징합니다. 아르다나리시바라는 남성과 여성의 원리가 분리될 수 없음을 상징합니다. 그것은 우주에서 상반된 것들의 통합을 전달합니다. 남성의 절반은 푸루

샤(Purusha)를, 여성의 절반은 프라크리티(Prakriti)를 의미합니다.
아르다나리시바라는 이 두 가지 상반된 삶의 방식을 조화시킵니다.

시바 신으로 대표되는 고행자의 영적인 방식과 파르바티로 상징되
는 가정주부의 물질적인 방식이 그것입니다. 시바와 파르바티 또는
샤크티가 하나라는 것을 전달합니다. 인간은 순수한 단성적 유기체
가 아닙니다. 모든 인간 유기체는 남성과 여성의 잠재력을 모두 지
니고 있습니다. 현대 세계는 반대의 역설을 부정이 아닌 삶의 긍정
적 경험을 통해 하나로 통합하고자 하는 '아르다나리시바라'의 개
념을 이해하게 되었습니다. 반대의 조화가 진정한 삶의 리듬을 만
들어 내는 것입니다.

반남반녀 '아르다나리시바라'에 대해 박지명 원장의 글을 참조하
여 저자가 의학적 관점으로 바라보며 해석을 하면 아래와 같습니다.

아르다나리시바라는 인도의 신 시바와 그의 배우자 파르바티가
하나의 개체로 결합된 형태입니다. 몸의 절반은 시바 신으로 대표
되는 파괴적이고 거친 면을 신격화한 존재이며 남성을 상징합니다.
다른 절반은 시바의 배우자인 파르바티로 상징되는 여성의 평화,
안정을 추구하는 상징물입니다. 시바와 파르바티 또는 샤크티(신성
한 힘 또는 신성한 절대적 능력)가 '하나'라는 것을 의미합니다. 즉, 인
간은 순수한 단성적 유기체가 아니며, 남성과 여성의 잠재력 내지
는 그에 준하는 특징을 동시에 모두 지니고 있다고 봅니다. 이 부
분을 의학적 관점에서 보면, 상당히 흥미로운 점이 나타나는데 다
음과 같습니다.

사람의 중추 신경계는 뇌와 척수로 이루어집니다. 목부터 꼬리뼈까지 길게 연결된 척추뼈 안에는 척수가 들어 있습니다. 척수 신경은 8쌍의 목신경, 12쌍의 가슴 신경, 5쌍의 허리 신경, 5쌍의 엉치 신경, 1쌍의 꼬리 신경 등 모두 합하면 31쌍이며, 총 100만 개의 신경 섬유로 이루어집니다.

정보를 통합·분석하여 최종 결정을 내리는 뇌를 중심으로, 몸 밖과 안에서 일어나는 다양한 일에 대한 정보 수집 및 통합과 분석, 결정 그리고 실행의 단계를 거쳐 몸을 유지합니다. 위험 상황에서는 전투태세를 갖추고 대응하며, 상황이 종결되면 바로 평화와 안정 상태로 들어갑니다.

이러한 일련의 과정은 척수 신경과 뇌로 이루어지는 중추 신경계를 통해 이루어집니다. 31쌍의 척수 신경은 일부를 제외하고 모두 남성적 역할을 맡고 있습니다. 뇌에서 밑으로 연결되는 목뼈에서 꼬리뼈까지, 척추 속 척수는 교감 신경 역할을 맡아 일을 합니다. 단, 엉치뼈 뒷면을 형성하는 척수 중 천추 신경 2~4번은 어머니 역할을 맡고 있으며 신경 섬유의 일부는 비뇨 기관에 가서, 남녀 성기의 기능을 조절하는 작용을 합니다.

여기서 신기한 것은 뇌와 척수 신경의 대부분이 남성 역할을 하는 교감 신경계인데, 뇌에서 교감 신경계로 이어져 내려오다가 천추 2~4번째에서 나오는 신경은 여성 역할을 하는 부교감 신경계 기능을 담당합니다. 부교감 신경은 몸의 안정과 평화를 위한 일을 합니다. 즉, 인간의 중추 신경계 중 척수의 대부분은 교감 신경계 역할을 합니다. 그러다가 천추 2~4번째 척수의 일부는 교감 신경과 반대 역할을 하는, 즉 평화와 안정을 추구하는 여성형 부교감 신경 기능을 합니다. 즉, 척수는 반남반녀 아르다나리시바라 형태를 취한다는 사실입니다. 현대에 밝혀진 의학적인 사실을 지금으로부터 3000년보다 훨씬 전인 과거에, 고대 인도에서 어떻게 이런 과학적이고 의학적인 사실을 알았는지 신기합니다. 이를 건강 증진과 연결해서 생각해 보면 제1장에서 이야기한 링가, 요니, 탄트라 및 카주라호 사원 석상이 후세 사람들에게 전달하고자 하는 바가 무엇인지에 대한 의문이 다소 풀리기도 합니다.

이야기를 다시 중국으로 돌려 계속하겠습니다. 당시 중국에서 만났던 무림 대가 한 분을 더 소개합니다. 그분을 만나기 위해 아침 일찍 중국 상해에 있는 뤼순 공원[Lu Xun Park, 예전의 홍구공원(Hongkew Park)]을 찾아갔습니다. 그분은 아침마다 사람들을 모아 자신의 무림파 깃발을 내걸고, 일반 시민들을 대상으로 아침 운동에 맞는 무술을 가르치고 계셨습니다. 당시에는 아침마다 사람들이 공원 여기저기에 단체로 모여서 각자 좋아하는 다양한 건강법을 연습하는 모습이 많이 있었습니다. 아침마다 공원에 사람들이 모여 각가지 다양한 운동법 수련을 하는 중국 서민들의 전통 문화유산도 최근에는 많이 사라진 것이 안타깝습니다.

공원의 아침 무술 수업이 끝나고 그분과 인사를 나눴습니다. 성함은 진소련 선생이시며 '팔괘장'의 당시 최고 권위자로, 홍콩에서는 이분의 일대기를 영화로 제작했다고 이야기 들었습니다. 과거 중국 정부의 군관 학교 무술 책임자를 역임하신 당대 최고의 무술인입니다. 저자의 부탁으로 본인의 무술 시연을 보여 주셨는데, 양 주먹을 앞으로 반쯤 내밀고 원을 그리듯 돌리는 동작이 마치 선풍기 날개가 돌아간다는 착각이 들 정도로 빨라 주먹은 보이지 않고 손이 돌아가는 것만 보였습니다. 그분의 당시 연세도 79세였는데, 노인의 움직임이라고는 도저히 상상이 안 될 정도로 빠르고 부드러웠습니다.

근육과 인대 그리고 뼈의 역학 관계상, 움직임에 비례하는 힘은 '인간의 본능적 제어 시스템'에 의해 적당한 선에서 조절됩니다. 일반 사람들은 정상적인 뼈와 근육의 형태를 유지하려는 '인간의 본능적 제어 장치'에 의해 조절을 받습니다. 그러나 그 이상의 능력을 원할 경우 한계치를 풀어 줘야 '정해진 것 이상의 능력'을 발휘할 수 있습니다.

이 책에서 여러 가지 예를 들어 '건강을 지키는 비법'에 대해 설명한 이유는 다음과 같습니다.

정신과 육체는 자전거 앞뒤 바퀴와 같아서 따로 떼어 놓고 생각할 수 없습니다. 페달을 밟으면 체인을 통해 힘이 전달되고 바퀴가 움직입니다. 페달은 사람의 5가지 욕심과 7가지 감정 변화에 따라 움직이며, 체인은 이 책에서 설명하는 신경 섬유 다발의 줄기입니다. 입력된 정보들은 사람을 변화시킵니다. 사람은 스스로 노력에 따라 끝없이 발전할 수 있는 존재입니다. 이 책을 읽는 모든 분이 정신적·육체적 한계에서 벗어날 수 있는 능력을 얻어서, 질병 없이 정신적으로는 편안하고 마음은 잔잔한 호수와 같은 삶이 되길 바랍니다.

❸ 미래 의학이 나아갈 방향('원스텝 치료법'에 대하여)

현대 의학은 과학을 바탕으로 해부, 병리, 생리 현상에 대한 실험을 통해 얻은 결과를 치료에 적용하는 학문입니다. 상당히 복합적이고 전문적 영역에 속하며, 앞으로 무한한 발전의 가능성을 가진 치료학입니다. 확실한 데이터를 근거로 하기 때문에 한 치의 오차도 용납되지 않습니다. 현대 의학의 장점은 '의사가 환자에게 원하는 만큼의 기대 결과치를 갖고 치료하면' 그에 부합하는 '결과치'일 것입니다. 또한 '약을 얼마나 쓰면 어떤 현상이 몸에서 나타나고 어떤 부작용이 생길 수 있으며, 그 해결 방법은 무엇인지'라는 문제의 답까지 알고 접근하기 때문에, 환자와 환자 가족들에게 예견되는 상황에 대한 자세한 설명으로 신뢰를 얻을 수 있습니다. 사람이 지구상에 존재하는 한 현대 의학은 존재할 것이며, 아픈 생명을 구하기 위해 많은 히포크라테스의 후예들이 의술을 베풀 것입니다. 이러한 측면에서 볼 때, 의사가 치료에 전념할 수 있도록 의술을 베풀 수 있는 환경을 만들어 줘야 합니다. 그래야만 현대 의학은 순수 학문으로 그리고 순수 치료학으로 살아남을 수 있습니다. 과학적이며 누구에게나 신뢰를 받는 현대 의학이 모든 질병을 낫게 할 수 있다면 그보다 더 바람직한 것은 없습니다. 그러나 현대 의학이 모든 질병을 해결하기에는 원인 규명이 안 되거나 아예 병의 원인 자체를 파악하지 못하는 질병이 너무나 많기 때문에 질병 정복에는 분명한 한계가 있습니다.

2020년 초 시작된 코로나 바이러스 감염병이 전 세계를 강타하여 엄청난 환자들이 사망하는 등 전 세계적으로 정신적 공황 상태와 죽음에 대한 두려움에 떠는 공포 상황을 만들었으며, 현재까지도 코로나 바이러스는 자기 모습을 바꾸어 인체를 공격하는 변이 바이러스로 모습을 바꿔 사라지지 않는 것이 그 예라고 생각합니다.

과학적으로 증명된 방법만을 사용하는 현대 의학이 여러 가지 문제로 인해 한계에 부딪힐 경우, 환자 치료를 위한 차선책 또는 차차선책을 현대 의학과 함께 동시에 선택하여 힘을 합해 치료에 임하는 방법을 제안합니다. 저자는 이 방법을 '원스텝 치료법'이라고 이름을 붙였습니다.

원스텝 치료법의 기본 개념은 아픈 사람을 치료할 때 국가에서 인정하는 의사와 한의사가 집단 진료 방법을 통해 환자를 진료하고 치료에 임하자는 것입니다. 환자 진단을 위해 소요되는 불필요한 시간을 절약하고 빠른 진단을 통해서 얻어진 결과를 토대로, 양한방 동시다발적 치료 방법을 선택하는 방법입니다.

이 방법의 장점은 의학 지식이 전혀 없는 환자가 어느 병원, 어떤 과를 선택해야 하는지 고민하지 않아도 된다는 것입니다. 환자가 진료과를 정확하게 선택하는 것은 전문가인 의사들도 쉽게 판단하지 못하는 부분입니다. 머리가 아플 때, 신경내과를 가야 하는지 일반 내과를 가야 하는지 아니면 신경외과나 신경정신과를 가야 좋을지 환자 스스로 판단하기가 쉽지 않습니다. 일반 사람들은 차치하고라도, 의료계 주변에 종사하는 근무자들조차 아플 때 무슨 과를 찾아가야 하는지 결정하지 못할 때가 있습니다. 하물며 연세가 많으신 환자의 경우는 정도가 심각합니다. 꼬박 하루를 여기저기 병원을 옮겨 다니면서, 일명 '병원 쇼핑(Hospital Shopping)'을 하기도 합니다. 일부 사람들은 노인들이 할 일이 없어서 여기저기 병원을 옮겨 다니며 의료 보험료를 축낸다고 말하지만, 진실은 그렇지 않습니다. 아픈 곳이 있는데 여기를 가도 안 낫고 저기를 가도 만족스럽지 못하니 다양한 병원을 갈 수밖에 없습니다. 이는 국가 의료 보험의 재정적인 측면에서도 동일 병명에 대한 진료비 이중 지출 등 심각한 문제로 떠올라서 국가에서는 국민 의료 보험료 절감을 위하여 특정 환자의 하루 진료 횟수 제한 규정을 만들어 발표하는 지경에 이르렀습니다.

이럴 때 저자가 만든 진료 방식, 즉 '원스텝 치료법'의 진가가 나옵니다. 원스텝 치료법의 개념은 환자 내원 시 진료실 원형 테이블에 의사와 한의사가 같이 앉아서 환자를 맞이합니다. 환자의 아픈 상태를 동시에 듣고 각자 해당 분야에 대해 검사와 치료를 원스텝으로 실행하는 방법입니다. 진료실에는 물리 치료사, 임상 병리사, 간호원 등 분야별 전문가가 1명씩 의사와 함께 앉아 같이 환자 이야기를 듣게 됩니다. 예를 들어, 가슴에 통증을 호소하는 환자가 오면 내과 의사는 심혈관계 질환인지 호흡기 질환인지 엑스레이와 심전도를 찍고 혈액 검사 지시를 내립니다. 한의사는 가슴 통증이 한의학적 문제인지 진맥을 통해 파악해서 치료법을 선택하게 됩니다. 양한방 진료실과 연결된 검사실과 물리 치료실, 엑스레이실에서 진찰 및 검사가 동시에 이루어지고 난 후 바로 나오는 결과를 토대로, 치료는 현대 의학과 한의학적 검사 결과를 보고 각각 이루어집니다.

이전까지 이루어진 양한방 진료 병원의 진찰 방법에 대한 단점은 검사는 양방 기계를 동원해서 이루어지고 치료는 한방에서 맡아서 이루어져 논란의 여지를 남긴 바 있습니다. 또는 양방 병원에서 검사와 치료를 했으나 급성기가 지나 장기간 치료를 요하는 만성 질환으로 이행되어 장기간 치료를 위한 한방 병원 치료법을 택하거나 양방 병원에서 치료가 제대로 이루어지질 않아서 한방 병원에서 다시 처음부터 진료받고 검사하며 치료하는 등 이중 부담을 안게 됩니다. 치료 방법이 양한방 이론상, 서로 다른 경우도 존재하다 보니 두 군데 병원에서 치료를 위한 검사를 각각 받게 되는 등 환자에게 이중 부담이 발생하는 경우도 있습니다. 이 외에도 치료받는 환자가 하지 말아야 할 사항, 즉 금기 사항이 있는데 현대 의학과 한의학에서 금기해야 하는 부분이 서로 차이가 날 수 있습니다. 이런 부분에서도 환자 보호 측면에서 동시 진료는 환자에게 큰 도움이 됩니다.

환자는 양쪽 시스템에서 발생할 수 있는 여러 가지 문제점을 해결하는 동시에, 진단과 치료를 위한 시간과 비용을 단축할 수 있어서 경제적으로도 비용 절감에 도움이 되며, 양한방 동시 치료 효과를 얻을 수 있어서 좋고 치료 기간 단축에도 도움이 될 것이란 사실입니다. 국가적으로도 이중 진료 또는 반복 진료에 대한 의료비 절감에 크게 도움이 될 것으로 판단됩니다.

현대 의학과 한의학이 '원스텝 치료법'의 방향으로 나아갈 때, 환자와 의사 간 신뢰가 쌓이고 또한 두터워질 수 있습니다.

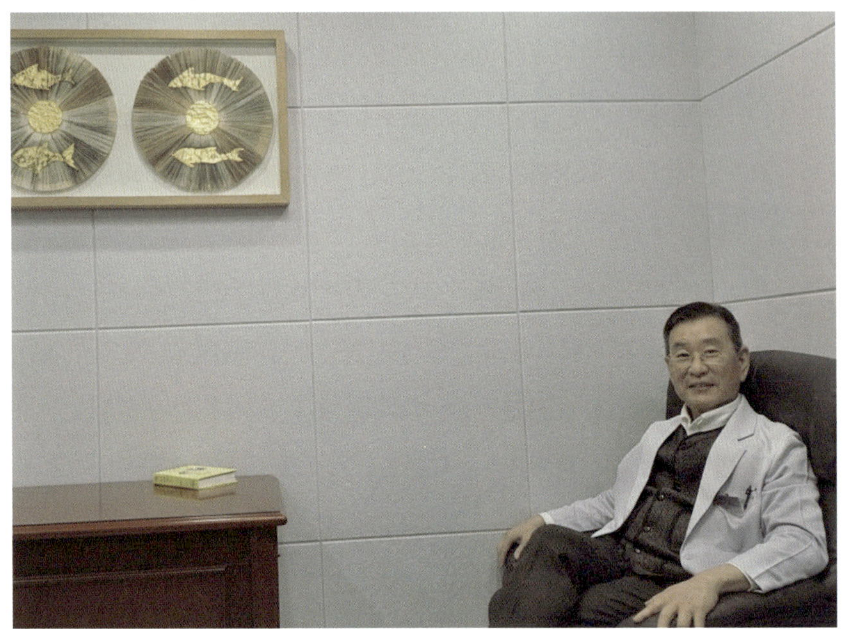

저자 소개

조왕기

매동초, 보성중, 보성고 졸업
한양대학교 의과대학 및 대학원 졸업
치매 진료 의사 전문화 과정 수료
세계라켓볼연맹 부회장
아시아라켓볼연맹 회장
현) 조왕기 내과 원장
　　　국제장애인라켓볼협회 회장

자격증

대한민국 의사면허증
대한민국 내과 전문의 자격증
대한 최면협회 최면사 자격증
중국 기공협회 기공사, 기공의사 자격증
'신체 지지 장치(근골격계 정상화 장치)'로 실용신안특허 획득(대한민국 특허청)

저서

《누구세요 접니다》, 1998 공저(기공 서적), 하남출판사
《숨을 잘 쉬어야 기가 산다》, 2001(명상 서적), 하남출판사
《건강 재테크》, 2007 공저(양방·한방·명상 관련 건강 서적), 지혜의 나무
《내 몸 건강백과》, 2008 공저(양방·한방·명상 관련 건강 서적), 웅진출판사(웅진윙스)
《별난 내과의사가 알려주는 정력을 키우는 방법》, 2020, 린쓰

뇌부터
정력까지
노화와
이별하는 법

초판 1쇄 발행 2026년 2월 6일

지은이 조왕기
펴낸이 류원식
펴낸곳 교문사

편집팀장 성혜진 | **책임진행** 이경희 | **본문편집·본문디자인** 전혜정

주소 10881, 경기도 파주시 문발로 116
대표전화 031-955-6111 | **팩스** 031-955-0955
홈페이지 www.gyomoon.com | **이메일** genie@gyomoon.com
등록번호 1968.10.28. 제406-2006-000035호

ISBN 978-89-363-2729-3 (03510)
정가 23,000원

저자와의 협의하에 인지를 생략합니다.
잘못된 책은 바꿔 드립니다.